LA DAMA DE LOS AROMAS

Mi Camino Iniciático a la Aromaterapia

PAMELA RUIZ

La Dama De los Aromas

Mi camino iniciático a la Aromaterapia

Por Pamela Ruiz

Título:
La Dama de los Aromas. Mi camino iniciático a la Aromaterapia.

Autor-Editor:
Pamela Delfina Ruiz Tapia
Calle San Martín 432 Ofic. 203 Miraflores.

1ra. Edición - Septiembre 2016

HECHO EL DEPÓSITO LEGAL EN LA BIBLIOTECA NACIONAL DEL PERÚ No. 2016-12573

Se terminó de producir en septiembre del 2016 en:
Pamela D. Ruiz Tapia
Calle San Martín 432 Ofic. 203 Miraflores.
WhastApp +51 967954054
E-mail: informes@esenciasyaromas.com
Web: www.esenciasyaromas.com

Agradecimientos

Muchas veces me preguntan, cuándo ingrese al mundo de la Aromaterapia, y he llegado a la conclusión que siempre estuvieron en mi esencia tanto los perfumes como el esoterismo. Recuerdo desde niña usar los perfumes de mi mami. Recuerdo estar en el jardín recogiendo flores y poniéndolas en un vaso con agua, pensando que estaba elaborando el más placentero perfume del mundo. Recuerdo en mi juventud gastar enormes cantidades de dinero para comprar perfumes. Sí, los perfumes estuvieron acompañándome siempre.

Hace 15 años que estudio Aromaterapia y aún sigo estudiando. Hace 11 años aperturé mi primera Aromatienda. Hace 8 años que funde el Instituto de Aromaterapia. Y hoy termino de escribir mi primer libro sobre Aromaterapia.

Dedicarme a este fascinante mundo de los aromas me hace feliz tanto a nivel personal como profesional. Todos estos años han pasado muy rápido y pienso que es porque amo lo que hago. Tengo que confesar que soy una persona apasionada.

Estoy convencida que existe un Plan de Dios y que aunque muchas veces deseamos ir por otros caminos, siempre terminaremos en el camino que nos corresponde, antes o después. Y es a Dios a quien tengo que agradecer por darme este don de los aromas y haberme puesto a cada Ángel en mi camino para que me jale las orejas, me guíe o me apertura alguna puerta.

Agradezco a Dios por haberme dado unos padres maravillosos – Enrique y Avelinda - quienes han sido mis benefactores y han tenido la paciencia incondicional de escuchar mis sueños, haberme recomendado qué hacer y sobre todo apoyarme en momentos de indecisión o de algún problema que gracias a su sapiencia me ayudaron a salir adelante.

Agradezco a Dios por haberme puesto en mi camino tanta gente que ha confiado en mí y me ha dado las fuerzas para seguir, y me dio algún empujón en su momento.

Quiero agradecer a Ana María Egúsquiza pues sin su apoyo no hubiera comenzando ni terminado la presente novela. Gracias Ana María por tus tiempos y preocupaciones. Esta novela también es parte tuya.

Finalmente deseo agradecer a Roberto Sosa quien me incentivó en escribir esta primera novela y me escuchó atentamente. Gracias por estar allí siempre.

Pamela Ruiz.

Capítulo I

Cuando el Jazmín calma la ansiedad

De pronto Érika sintió un hincón en la espalda, un dolor que le traspasaba el lado derecho del pecho, decide respirar hondo y pararse de la cama. A su costado estaba Henry revisando cómo iba la Bolsa de Valores; él es financiero y dueño de una empresa asesora financiera.

-        ¿A dónde vas? Le pregunta Henry a Érika, sacándose los anteojos.

-        Siento un hincón entre las costillas, pero sólo en el lado derecho, contesta Erika con una mueca de dolor.

-        ¿Es muy fuerte?

Érika recordó que Gloria – la novia de Henry – había fallecido hacía 2 años de cáncer al estómago; contaban que había sido una etapa muy difícil y una enfermedad muy dolorosa. Incluso para Érika haberse ido a vivir con Henry había sido complicado al principio: fotos de Gloria por toda la casa y la más incómoda era aquella foto que había tenido Henry en su mesa de noche, prácticamente era un altar a Gloria. ¿Cómo competir con un muerto? Pues quien fallece parece haber sido la persona más noble y santa. Y sin contar la cantidad de veces que Henry la recordaba contando sus anécdotas que habían vivido juntos. Pero durante el enamoramiento no había sido así, todo empezó cuando se mudó con Henry. Hasta que Érika, un día que Henry comenzó a hablar de Gloria, decide contarle sobre su ex novio Héctor Portugal y santo remedio, Henry nunca más hablo de la difunta.

Héctor era un contratista exitoso y siempre había querido ingresar a la política. Cuando le ofrecieron postular al Congreso inmediatamente acepto, no lo dudó ni un momento. Y así comenzó a descuidar a Érika. Por varios meses, ella se sintió sola mientras él viajaba por todo el país haciendo campaña política; ella decide aceptar las invitaciones de sus amigas para salir y es en una de esas salidas a un conocido pub miraflorino que conoció a Henry. El flechazo fue inmediato, dando término a su relación de 6 años con Héctor.

-       Tranquilo, quiero respirar y caminar un poco, le contestó a Henry pues no quería preocuparlo.

Y se fue a su walk-in closet donde estaba su tocador, deseaba perfumarse, quería usar su perfume favorito a base de jazmín que lo usaba para los momentos que necesitaba paz y se sentía ansiosa. Y en ese momento sentía la necesidad de oler el aroma de jazmín; prácticamente se bañó con el perfume y pudo sentir menos ansiedad. Pero aún tenía ese dolor que no paraba, no la dejaba respirar, no le permitía caminar derecho, estaba caminando encorvada. Decidió regresar al cuarto.

Al acostarse, Henry dio un brinco en la cama, como si hubiera pasado algo terriblemente desagradable y le preguntó, ¿qué te has puesto?

-        ¿Cómo? Es perfume de jazmín, es uno de mis favoritos y lo uso cuando necesito un poco de tranquilidad, le contestó Érika un poco desconcertada y sumamente adolorida.

-        No soporto ese olor, quítatelo por favor o me voy a otro cuarto.

-        Por favor, me siento mal y tú lo único que piensas es en ¿qué perfume estoy usando? ni que oliera desagradablemente.

-        Es que no soporto ese olor, nunca me han gustado esos olores de las flores, aparte que sufro de asma y fiebre del heno.

-        Me siento mal, me duele mucho, no puedo estar ni parada ni acostada…. Pásame el perfume de jazmín, es lo único que me calma.

-        ¿Estás loca? Olvídate, voy a llamar a la ambulancia para llevarte al hospital.

-        Sí, por favor. Respondió Érika ya casi llorando y se fue a cambiar de ropa mientras le salían las lágrimas, pero no sabía si era por el dolor que tenía en el cuerpo o el que le habría ocasionado Henry en su corazón.

Capítulo II

Calmando los malos entendidos con Gardenia

- Entonces Kurt, ¿qué le pasó a Érika? preguntó Henry. Estaba en el consultorio del doctor Kurt Heider, quien era su amigo desde la infancia y le había realizado todos los análisis a Érika desde que ingreso por emergencia a la clínica la noche anterior.

- Me llegaron algunos de los resultados de los exámenes. Creo que es la vesícula, pero me gustaría hacerle un examen adicional; en todo caso, si es como yo pienso, vamos a tener que operarla, le contesto Kurt con el cariño y respeto que se tienen dos amigos inseparables

- Espero que no siga con la locura del jazmín, comentó Henry susurrando casi para él mismo

- ¿Cómo es eso?

- Anoche que le dieron los dolores, se paraba y se echaba a la cama, y luego sólo atinaba a echarse perfume de jazmín; decía que sólo la calmaba ese aroma, y tú sabes que no soporto el olor de las flores.

- ja ja ja… sí que esta chica ha cambiado tu vida. ¿Ella sabe que sufres de la fiebre del heno y que no soportas las flores? Kurt se quedó pensativo y luego comentó, "que interesante…"

- ¿Qué es interesante?

- ¿Has escuchado hablar de la Aromaterapia? Es una terapia complementaria que se basa en cómo influyen emocionalmente los perfumes, bueno no cualquier perfume, realmente se usan aceites esenciales, pienso que a lo mejor Érika al oler el jazmín sintió algo que le calmaba o tranquilizaba.

- Seguro, la vez pasada me dijo que quería quitar unos cactus de la casa porque había leído algo del feng shui.

- ¿Y tú los quitaste?

- ¿Qué hacía hermano? Al final ellas son las reinas de la casa o sea las que mandan.

- Me alegra por ti, veo que te ha cambiado la vida, ahora estas más hogareño y sobre todo te veo feliz, quién hubiera dicho que vendrías personalmente a preguntar por la salud de Érika.

- Tienes razón, incluso estoy pensando que Kevin se venga a vivir con nosotros.

- Y tú, ¿crees que su mamá acepte?

Henry se quedó pensando en la complicada relación que tenía con Teresa, la mama de su hijo Kevin. Hacía 15 años había viajado contratado a la ciudad de Arequipa a realizar unas asesorías y en ese viaje conoció a Teresa, comenzaron una relación que duró casi 6 semanas, casi el total de su estadía. Para Henry había sido sólo una aventura, y de esa "aventura" nació Kevin. Inicialmente él no aceptó ni ser el padre ni tener ninguna responsabilidad, pero luego de los resultados del ADN no tuvo más remedio que reconocerlo y durante todo este tiempo había cumplido puntualmente con enviarle la manutención indicada por el juez. Nunca hubo sentimiento ni relación padre - hijo, no estuvo cuando nació el bebé ni en ninguno de sus cumpleaños.

Pero cuando Érika se fue a vivir con Henry, todo cambió, de pronto Henry quería una familia, sentía la necesidad de dejar su vida de soltero, de pronto su casa olía a mujer, olía a comida caliente, olía a familia. Así que decidió trasladar su escritorio al primer piso y convertir este cuarto que había sido su oficina en un cuarto para su hijo Kevin y lo invitó a pasar un fin de semana.

Así que Érika comenzó a preparar el ambiente de la casa para darle la bienvenida a Kevin. Recordó las palabras de la señora que vendía inciensos en la tienda de Aromaterapia que estaba a la vuelta de la casa, que éstos podían ayudarle a crear un ambiente familiar y decidió probar comprando inciensos y esencias de gardenia. La señora le explicó que estas flores blancas (la gardenia) calmaban los ánimos sobre todo cuando ha habido discusiones y /o malos entendidos, logrando elevar la energía y creando armonía. Y sí, ésta era la situación que había entre padre e hijo.

Kevin tenía 14 años cuando llegó por primera vez a la casa y aunque al principio fue una relación distante y tensa entre padre e hijo, Érika ayudó a que pudiera ser más armoniosa pues su trato juvenil creó una rápida empatía con Kevin, aunque ella estaba casi segura que la esencia de gardenia había ayudado también.

Durante los últimos meses había estado viniendo Kevin a Lima, en ese tiempo había venido tres fines de semana esporádicamente, y podría decirse que rápidamente había mejorado su relación y Henry se sentía padre por primera vez.

- Teresa me dijo la semana pasada que Kevin está insoportable, que no le hace caso y necesita mano dura de su padre; me dijo textualmente que ya tenía mujer y casa, que fácilmente podía hacerme cargo de mi hijo. Le conto Henry a Kurt.

- Ten cuidado, no confíes en ella, sabemos que te tiene mucho rencor y qué cosas le habrá metido en la cabeza a Kevin, manéjalo con pinzas.

- Gracias Kurt por tus consejos, yo también lo había pensado, pero cambiando de tema, ¿cómo hacemos con Érika?

Capítulo III

.. Y el Tulipán, cuando quieras sentirte dueña del mundo

Tal como decía Kurt había sido la vesícula. Decidieron intervenir a Érika, y 4 días después de la operación cuando le dieron de alta, ella prefirió irse a la casa de sus padres. Sabía que iba a estar mejor atendida y disfrutar de los engreimientos de su familia, la relación de Érika con sus padres era estrecha y últimamente al irse a vivir con Henry los habían desatendido, así que todos estaban felices del regreso de la niña de la casa. Y aunque sus papas no estaban de acuerdo con la convivencia, sólo lo habían aceptado porque respetaban su decisión, pero eso también había influido en su alejamiento. Ellos no veían bien ni la relación ni a Henry. ¿Por qué no se casaban? Debían cumplir con los mandamientos de Dios.

- ¿Cuándo regresas a la casa? Le preguntó Henry a Érika.

- Voy a quedarme unos días, quiero estar con mis papis más tiempo, siento que los he dejado a un lado estos meses y quiero disfrutar de su compañía.,

- Pero si estamos cerca, tú puedes venir todos los días.

- No es lo mismo, tú sabes que termino tarde del trabajo y ya estoy cansada y lo único que deseo es irme a dormir. Además, el tráfico es fatal y las distancias se hacen más largas.

- Como tú prefieras, más bien aprovecho para contarte que ya todo está arreglado y Kevin se viene a vivir con nosotros.

- ¿Cómo?

- Ya hablé con su mamá y está de acuerdo, así que en dos semanas viene a Lima, ya le estoy buscando colegio.

- Hubiera preferido que me consultaras antes, le respondió Érika con un tono triste.

Ella presentía que esa convivencia no iba a ser fácil, Kevin le tenía mucho rencor a su padre, varias veces le había dicho que no había estado presente en su nacimiento ni en sus cumpleaños, su mamá le había metido mucho odio. ¿Acaso ella debía estar presente en ese "campo de batalla"? Pero se preguntaba por qué Teresa había aceptado.

- Entonces con más certeza no creo que sea la hora de regresar a tu casa, le dijo casi susurrando Érika a Henry.

- ¿Qué estás diciendo? Además, no es mi casa, es nuestra casa.

- Da igual, además creo que es tiempo de que tú te reencuentres con tu hijo, yo estoy de sobra.

- ¿Estás diciéndome que no vas a regresar?

- No, simplemente estoy respetando tu espacio, tú como padre debes cimentar tu relación con Kevin.

- Pero tú eras quien hacía que todo funcionara.

- Pero es hora de que tú hagas que funcione; yo voy a estar aquí, además va a ser mejor así podemos formalizar nuestra relación.

- ¿Formalizar nuestra relación? ¿A qué te refieres?

- Al siguiente paso, la pedida de mano, matrimonio, hijos, etc., etc.

- Un ratito, en ningún momento hemos hablado de matrimonio ni hijos.

- ¿Acaso no piensas casarte conmigo? ¿Y cómo es eso que tampoco quieres hijos?

- Lo siento Érika, tu sabes que te quiero mucho, yo veo una familia contigo y Kevin. Además, la razón de aceptar que venga a la casa es porque tú vas a estar, tú eres el centro de la casa. Pero por ahora matrimonio y más hijos, no, no está en mis planes.

Se quedó callada Érika, no podía creer lo que estaba escuchando; lo único que optó por decir fue: Por favor, retírate, déjame sola.

Cuando Henry se fue, Érika sentía mucho dolor en su corazón; es verdad Henry no le había prometido nada, pero tampoco le había dicho lo contrario cuando ella hacia planes en voz alta y compartía sus sueños con él. Érika tenía 32 años y estaba en la edad final para tener hijos, al menos eso le habían dicho. Sus papás tenían razón, Henry no quería ninguna responsabilidad ni formalización, y ahora ¿qué haría?

En ese momento tocaron la puerta de su cuarto, era Pascuala avisando que el Sr. Héctor Portugal había venido a dejarle unas flores y ella no sabía si hacerlo pasar o sólo recibirlas.

- Srta. Érika, ha venido el joven Héctor con un ramo de flores, ¿qué hago?

- Dile que gracias, que lo llamo más tarde.

Y cuando se estaba yendo Pascuala, Érika cambió de opinión, sintió ganas de ver a Héctor, de conversar con él, de sentirse segura como siempre se había sentido a su lado, y le indicó a Pascuala que lo hiciera pasar, ella bajaría en un rato a la sala, iba a arreglarse, había estado llorando y no quería que Héctor lo viera así.

- Hola Héctor, me alegra tanto verte. Permitió que él se acercara a ella y se abrazaron fuertemente.
- Estaba preocupado por ti, me enteré por tu mami que te habían operado.
- ¿Mi mami? ¿Cómo así?
- Siempre llamo a la casa para saber cómo están y tengo que jalarte las orejas pues los has tenido un poco abandonados, ahora están felices con tu visita.
- ¿Mi visita? Ja ja ja
- ¿Por qué te ríes?
- Pues creo que me quedaré en mi casa, cometí un error al haberme ido.
- ¿Quieres hablar de eso?
- Me da tanta vergüenza hablarlo contigo.
- Entonces no me digas nada y aprovecho para entregarte estos obsequios.

Le entregó un ramo de flores de jazmín, ¿cómo era posible? Tanto la conocía hasta saber que en ese momento era justo lo que necesitaba, oler flores de jazmín. ¿Por qué había cambiado a Héctor por Henry?

Pero junto con el ramo de flores le entregó un libro, leyó el título, El Perfumista de Patrick Süskind

- Muchísimas gracias, ¿tanto me conoces? Necesitaba oler a jazmín, me hace sentir menos ansiosa. Le dijo Érika sonriendo a Héctor.

- Y el tulipán cuando estas feliz y te sientes dueña del mundo.

- Y sólo rosas rosadas, nunca acepto color rojo.

- Pues representa la pasión y tu prefieres el amor incondicional.

Sólo le quedaba suspirar, e inmediatamente le preguntó sobre el libro.

- Hay una feria en Miraflores y al consultar sobre algún libro para una dama recién operada de la vesícula, me recomendaron éste, le dijo Héctor a Erika.

- ¿Es novela o libro de consulta?

- Es novela, dicen que es un Best Seller

- Y el título es bien optimista, el diario de un asesino... ja ja ja

- Bueno, ya me contarás si valió la pena.

- Gracias, tú sabes que me encanta leer.

- ¿Y cuáles son tus planes ahora?

- Me han dado una semana de descanso médico y luego se junta con mis vacaciones, así que estoy pensando en viajar.

Érika no sabía por qué había dicho lo del viaje, se le ocurrió de pronto. Siempre que tenía un problema y no quería enfrentarlo, se iba de viaje, huía, siempre buscaba la felicidad y el dolor la hacía correr, dar la vuelta, escapar… y esta vez iba a ser de la misma manera.

Aunque vio en la cara de Héctor un poco de tristeza, sabía que no le hacía bien encontrarse, aún la herida estaba abierta, cómo hubiera querido decirle que aún lo amaba que le hubiera gustado regresar, pero no podía. No sabía si aún lo amaba, pero estaba segura que él sí. Se diría que en el aire se respiraba melancolía, amor, tristeza. ¿Cómo poder medir científicamente el amor? ¿Existiría un termómetro para saber si Érika aún seguía amándolo?

Se despidieron amablemente, no había rencor por parte de Héctor y Érika se preguntaba, ¿acaso el amor puede ser tan incondicional para aceptar la felicidad del otro, aunque sea la desdicha de uno mismo? Pero a la vez, era el mismo sentimiento que tenía hacia Henry, por un lado, estaba también portándose igual, estaba dejando espacio para que su hijo Kevin compartiera una vida familiar con su padre. Hacia un par de horas, Henry le había dicho que no deseaba casarse ni tener hijos, entonces ¿qué familia habría? Mejor es no pensar, date la vuelta, no mires atrás, corre, huye, viaja.

Capítulo IV

Aceite de Argán,
el oro líquido de Marruecos

- Yo he escuchado de Casablanca porque he visto la película hace años, mi mami compró el DVD, parece que fue muy famosa en su tiempo. Le comentó Dorita Villavicencio a Érika. Dorita era su mejor amiga y se conocían desde el colegio.

- Sí, yo también y me pareció romántica, nunca me imaginé viajar allá, al menos no estaba en mi listado de países o ciudades por visitar.

- ¿Tienes un listado de países por visitar?

- No sólo de países también tengo muchos sueños por hacer desde volar por parapente hasta tener mi propio invernadero, como lo tenía mi abuelita.

- ¿Siempre te gustaron las flores?

- Y los perfumes, y las cremas, y los masajes…

- Pero aún no me cuentas, ¿cómo se te ocurrió viajar a Casablanca?

- Mi primera intención era viajar a París a visitar a Lily, siempre me dice que vaya, pero cuando le comenté, me dijo que se iba a Casablanca por una semana pues la hermana de su esposo se casaba con un marroquí, me invitó a la boda; dice que son árabes y sus fiestas son coloridas, así que me pareció interesante conocer otras culturas. Además, consiguió a buen precio los tickets.

- ¿De qué Lily me hablas? ¿Liliana Extremadoyro? ¿Del colegio?

- Sí, se casó con un francés y está bien metida con el tema de los ángeles, le gusta los temas esotéricos.

- Entonces te vas por un mes, no vaya a ser que te enamores por allá y te quedas viviendo en Europa.

Érika no tenía la intención de volverse a enamorar, no por ahora; quería viajar, conocer otras culturas, en verdad se sentía vacía, insegura, confundida, su corazón le dolía; quería encontrar la paz y alegría que siempre había buscado.

+++

Partió a París sin avisar ni despedirse, sólo su familia y su amiga Dorita sabían de su viaje, de su huida que estaba haciendo, pero al llegar a París sólo tuvo tiempo de acomodarse al jet lag pues al día siguiente partieron hacia Casablanca, capital de Marruecos. Marruecos había sido ocupado por los franceses por casi 40 años y por lo pronto, había podido leer que hablaban francés y árabe, y que aún hoy en día había mucha influencia francesa, era una ciudad cosmopolita. Y efectivamente así fue. Érika se sorprendió al principio de la vestimenta de las mujeres, pues las árabes en su mayoría visten con un velo que les cubre la cabeza y el cuello (se les llama hiyab), y su ropa es un poco más conservadora a comparación de las occidentales, pero se respetaba el vestir de cada uno. Había muchos restaurantes y sobre todo pastelerías francesas con una presentación totalmente gourmet. Mucha gente española había emigrado por la crisis en su país. Pero lo que más le llamó la atención fue una alarma que comenzó a sonar de pronto (llego a pensar que iba a ver un terremoto o maremoto, pues así hacen en otros países), luego le explicaron que era la llamada para el rezo, los árabes tienen sus horas y se reúnen en la Mezquita mirando hacia la Meca, y en Casablanca esta la segunda Mezquita más grande del mundo.

Al segundo día de estar en Casablanca, todos estaban muy ocupados con los arreglos de la boda, ésta iba a ser en la casa de los padres del novio, así que Érika decidió salir a pasear por la ciudad. Optó primero por ir a conocer el Mercado Habous; había leído que los mercados árabes eran un destino turístico por su variedad y que sobre todo debía regatear a la hora de comprar.

Y al ingresar al mercado fue como trasladarse al cuento de las Mil y una Noches; todo era colorido, la ropa, los zapatos, los vasos para el té, las carteras, los vestidos. Luego pasó por la comida, qué tal cantidad de especies, mucho aceite de olivo y aceitunas. Érika estaba anonadada con todo lo que veía hasta que de pronto vio gente alrededor de un escaparate. Era un grupo de españoles que comentaban sobre el aceite de argán que vendían allí, decían que el precio estaba cómodo. Érika se acercó a preguntar para qué servía el aceite de argán y le explicaron que se podía usar para la cara, el cabello, el cuerpo e incluso para la comida; sólo se podía encontrar en México y Marruecos.

Esperó a que los españoles terminaran de hacer sus compras. Luego se acercó donde la señora, quien se veía un poco sofocada con el remolino que acababa de haber habido con los españoles. Ella se volvió y le preguntó algo en francés a Érika, y aunque Érika no entendió nada sintió mucha dulzura en su voz.

- Te vi hablando con los españoles, ¿hablas español? … pero no eres española, tienes un canto distinto, le dijo dulcemente la señora.

- Sí, soy peruana. Y al notar su cara intrigada, agregó, "Perú queda en Sudamérica".

- No vienen mucho por aquí, y tu cantito es agradable.

- Dicen que nuestro acento se parece a los de las Islas Canarias, que fueron las últimas islas por donde pasó Colón antes de partir hacia América. Allí es donde captaron a la gran mayoría de los marineros.

- Mmm… y tú antes de partir, ¿sabías a dónde ibas a ir?

- Disculpe, no entiendo.

- ¿Por qué huyes? Debes enfrentar tus propios temores, pero primero debes cubrir ese vacío. Hoy estoy agotada, he tenido mucho movimiento, vente mañana y conversaremos. Ahora voy a cerrar. Y la señora se dio vuelta, le dio la espalda y se metió por una puerta dentro de su tienda.

Érika se quedó estupefacta, no sabía qué pensar y encima se había ido, no podía repreguntar. ¿Quién era? ¿Por qué le dijo todo eso? ¿Cómo sabía ella sobre sus temores y sentimientos? Claro, no le había dicho nada, pero le había dicho todo. Volteó para ver a quién le podía preguntar sobre esta señora, pero los dueños o encargados de cada tienda estaban ensimismados en sus propios pensamientos tomando té; ahora entendía por qué decía en el librito turístico que ellos disfrutaban del tiempo, era un placer negociar con los clientes horas y horas. Ella se sentía corta de acercarse a preguntarles por la señora. Y de pronto nuevamente apareció un grupo de turistas en esas calles angostas, lo único que le quedó a Érika fue continuar caminando.

Se quedó el resto de la tarde pensando, no sabía si ir al día siguiente o no, ¿sería una vidente? ¿Y si es una charlatana que quiere sacar plata? ya había escuchado historias de gitanas y brujas que envuelven a la gente. De pronto recordó que Lily sabía de esos temas; ella le había hablado de la conexión que tenía con los ángeles, incluso que tenía un tarot que le daba mensajes, ella podía recomendarle qué hacer.

- Lily, ¿podemos hablar un ratito?

- Discúlpame mujer que no haya podido atenderte en todo el día, pero con la boda, aquí sí que lo celebran a lo grande.

- Con que me des un tiempito ahora, me contento y te perdono el olvido, se lo dijo Érika sonriendo.

- ¡Vale guapa ¡

- Me fui al mercado Habous por la mañana.

- ¿Y qué te pareció? Para mí es una parada obligada cuando vengo, allí encuentras toda la cultura árabe, del berebere.

- Sobre paré en una tienda que vendían aceite de argán y me atendió una señora que me comenzó a decir cosas personales y estoy confundida.

- Ja ja ja… ¿así que conociste a Helene? Y me imagino que te habló en español pues es una bandida, cuando no quiere hablar se hace la que no habla el idioma.

- ¿La conoces? ¿Quién es? ¿Es vidente?

- Ok ok vamos por partes, primero cuéntame qué te dijo.

- Fue muy rápido, me preguntó por qué huía, me dijo que me sentía vacía y luego agrego que estaba cansada y se fue, no pude preguntar nada más.

- Así es Helene, primero tira la red a ver si los peces caen y tú, querida Érika, eres su próxima pupila, claro, si lo deseas.

- No entiendo.

- Yo la conocí a Helene hace un par de años porque estaba buscando un Tarot de Ángeles. Ella vende unos tarots bellísimos, a propósito, ¿te diste cuenta de la variedad de perfumes que tiene? Ella es vidente y sana con perfumes, es lo que llaman Aromaterapia.

- Te estoy diciendo que se metió y luego vino una turba de turistas que me sacaron del mercado, no vi nada de su tienda, bueno sólo la vitrina con el aceite de argán.

- ¿Te dijo que vayas a buscarla?

- Sí, pero no sé qué hacer, y si es una bruja y me hechiza para sacarme plata o robar mi alma.

- Sí que ves muchas películas americanas, ¡qué imaginación! Eso de hechizarte.

- La verdad es que una parte de mi quiere ir a verla mañana, siento que debo ir, es una sensación que no te puedo explicar.

- Hagamos algo, yo te llevo mañana antes de ir a ver los detalles de la boda, aprovecho para presentártela formalmente y así asegurarnos de que no te hechice.

Finalmente, Érika se quedó más tranquila y le agradeció a la Providencia que Lily la conociera, realmente Helene la había impactado, pero a qué se refería que la quería como su pupila. Bueno, por ahora, esperaría hasta mañana y disfrutaría de la cena que olía delicioso; se acercó al comedor y encontró unas vasijas de cerámica que al destapar había como estofados, para los árabes es cous cous.

Capítulo V

El Encuentro con la Maestra

Tal como lo prometió Lily después del desayuno se embarcaron ella y Érika rumbo a la tienda de Helene Deschampes. En el camino Lily optó por contarle su encuentro y cómo había nacido la amistad con quien ella consideraba su maestra.

Lily había comenzado a interesarse en los Ángeles y un día encontró un libro que le fascinó y había sido escrito por una Marroquí Francesa que vivía en Casablanca, y cuando su cuñada se comprometió aprovecho su viaje para visitar a la autora del libro quien era Helene. Pero cuando fue a buscarla, pues deseaba aprender con ella más sobre el tarot, el encuentro fue totalmente diferente a lo imaginado.

- ¿Cuál es tu interés por estudiar el tarot? Le preguntó Helene de una manera que hizo sentir intimidada a Lily.

- Siempre me he sentido atraída a este mundo esotérico, místico y paranormal, contesto Lily un poco hasta arrepentida de haber ido a buscarla.

- Si, ya me di cuenta que eres un poco telepática y vidente, pero no has respondido mi pregunta.

- Desde niña siempre he tenido sueños que se hacían realidad, me da miedo soñar, yo soñé cuando mi abuela murió y se fue a despedir, soñé cuando una amiguita del colegio murió ahogada en la playa, no sé cómo manejarlo.

- Esos son dones que tienes que aprender a vivir con ellos, mientras más los reprimas, serán más dolorosos; es como si tuvieras tres brazos y quisieras cortar uno de ellos con una sierra, sería doloroso, ¿cierto? Pues no lo cortes, con el tiempo será parte de tu vida y aprenderás a manejarlo, recuerda que existe el libre albedrio, tú ves lo que quieras ver.

- Por eso es que te busco, creo que el tarot me va a permitir manejar mejor lo que tú llamas don y poder ayudar a las personas.

- No te entiendo, por un lado, te atrae y por otro lado te da miedo, y ahora me dices que quieres ayudar a la gente.

- No sé cómo manejarlo, no sé cómo controlarlo.

- ¿Eres de alguna religión?

- Sí, soy católica y estudie en un colegio de monjas.

- ¿En España?

- No, soy peruana.

- Ah, entiendo Sudamérica, allá la gente tiene más tradiciones; mira, voy a empezar un curso introductorio al holismo donde estudiaremos anatomía energética, si te interesa puedes comenzar por allí, y ya luego hablaremos del tarot.

Y efectivamente, así comenzó su camino a las terapias holísticas, aprendió de chakras, de la importancia de la conexión espiritual, de la limpieza del campo energético, de cómo protegerse. Cuando Helene pensó que estaba lista para abrir portales mediante el tarot y vio que su interés era totalmente de servicio, recién la comenzó a preparar en la lectura del tarot.

Helene escogía a sus alumnos, ella consideraba que la lectura del tarot era una apertura de portales y que, si interfería la envidia personal, entonces la tarotista podía robarle al paciente su suerte y cambiarle el futuro. El tarot era una ciencia sagrada que involucraba el destino de las personas. El desear tener el poder del control sobre las personas es atractivo para quienes no controlan su ego, su soberbia, pero también saca a relucir otros sentimientos negativos, la envidia y la cólera por quienes tienen más bienes o éxito que uno, o la revancha por quienes se meten con ellos. Por eso si uno no estaba realmente en un estado de servicio y humildad, entonces la ambición de desear tener más control y poder los podría llevar a estudiar y luego practicar las artes oscuras.

Ella había formado muchos terapeutas y había visto como algunos habían perdido su camino, dejando de respetar el libre albedrío y practicando incluso la brujería. Y lo que más le dolía era cuando sus propios alumnos se expresaban mal de ella e incluso le habían querido hacer daño energético, pues la consideraban competencia y sentían celos de ella.

Ahora Lily llevaba a Érika donde su maestra, le intrigaba saber qué había visto en ella, ¿sería un tema de sanación o de aprendizaje? Cuando Helene las vio llegar juntas fue una sorpresa agradable y supo que había acertado en su intuición.

Una vez que hicieron los saludos respectivos, Lily se retiró sin preguntar, sin opinar, su maestra le había enseñado este comportamiento como primera lección.

Una vez que estuvieron solas, Érika le preguntó por qué le hizo ese comentario sobre si sabía cuál era su camino, Helene le respondió:

- La pérdida es un proceso para el cual los humanos no estamos listos, y ésta puede ser la muerte de un familiar, el rompimiento con un novio o el despido de nuestro trabajo, y si a esto le aumentamos que es de un momento a otro, crea un shock emocional que inmediatamente afecta tanto nuestra conexión con Dios como nuestra conexión con la tierra. Estas conexiones cuando se ven afectadas hacen que nuestros chakras corona y base se vean afectados.

Ya anteriormente Erika había escuchado a hablar sobre los chakras, pero no sabía cómo funcionaba ni qué eran, y se comenzó a preguntar si aquella ruptura con Henry podría ser considerada una pérdida, y si era asi, entonces sus chakras estarían afectados, y cómo tendría que hacer ahora.

Helena la miraba atentamente hasta que finalmente le dijo, tú vas a convertirte en sanadora, esa es tu misión, ya encontrarás tu medio de sanación. Mi tarea ahora es darte los primeros conocimientos que un terapeuta debe saber.

- ¿Me vas a enseñar a leer el tarot?, le pregunto Érika totalmente desconcertada.

- Ja ja ja… no, ese no es tu camino.

- Y cómo sabes ¿cuál es mi camino?

- Tú lo encontrarás, ahora mi tarea es, si así lo deseas, guiarte a cubrir ese vacío espiritual, y a que te encuentres a ti misma. Si tú luego lo consideras como opción entrar al servicio, será sólo tu decisión, pero hoy lo más importante es tu propia sanación. Ahora mi pregunta es, ¿me permitirías ser tu guía?

- Al principio estaba desconcertada, luego tuve temor de que pudieras hechizarme, pero al saber que eres maestra y amiga de Lily, tengo confianza en ti. Mi pregunta es ahora ¿cuándo comenzamos?

Acordaron entonces comenzar al día siguiente. Erika se iba a quedar en Casablanca después del matrimonio, alargando su estadía. Tenía la impresión que estaba por comenzar una nueva etapa en su vida, no era de tomar ese tipo de decisiones, pero aquí estaba y se había comprometido con quien se convertiría en su primera maestra en este mundo de sanación. ¿Por qué le había dicho que se convertiría en sanadora?

Capítulo VI

Alcanfor y Eucalipto:
Purificadores del Campo Energético

Grande fue la sorpresa de Erika al llegar a la tienda de Helene y saber que no habría más alumnos, sólo ella. Tampoco había un aula, se sentía incomoda, no sabía qué hacer, le había dicho que empezara por ordenar y limpiar la tienda, y antes de irse le dijo que, si alguien llamaba o venía, que la esperará o dejara su recado, ella regresaría en un par de horas. Érika se quedó atónita, ¿acaso la estaba usando de personal de limpieza? Ahora que regresara iba a conversar con ella, no era posible, la había engañado.

Mientras refunfuñaba y con ganas de irse y dejar abandonada la tienda, llegó una señora de unos treinta años preguntando por Helene; estaba ansiosa, un amigo le había recomendado y le preguntaba a Erika si era confiable, cómo era la terapia. La señora caminaba, miraba y preguntaba por los productos, y fue recién en ese momento que se percató de los perfumes que le había hablado Lily el día anterior.

Érika comenzó a pasear por la tienda, había damajuanas con perfumes que tenían acondicionado un grifo, y en cada rotulado el nombre del perfume; además había botellas con aceites macerados con cáscaras de naranjas, hierbas aromáticas. Muchos envases de todo tipo y de todos los tamaños y colores. Había un estante de vidrio con libros, tarots, todo esotérico. Muchos inciensos de todos los colores y aromas. Estaba tan absorta viendo cada cosa que encontraba hasta que llegó Helene, y con una sonrisa se presentó a la señora, preguntándole en qué le podía servir.

La señora se llamaba Mercedes de la Madrid, española residente en Casablanca desde hacía más de 12 años; su esposo la había abandonado a ella y su hija hacía 15 años y no sabía nada de él; no había hecho trámites de divorcio, y él la había maltratado física y psicológicamente. Aunque sus maltratos comenzaron desde que ella era niña; sus padres discutían mucho, pues su padre tenía otra relación fuera del matrimonio, por lo que su madre, quien vivía siempre amargada, descargaba toda su ira y frustración con su hija menor Mercedes. Y esa fue la razón de casarse con el primer pretendiente que le ofreció matrimonio y sacarla de su casa. Pero no funcionó, su esposo la dejó por otra mujer después de tres años.

Ella nunca había estudiado una carrera, nunca había trabajado, y tenía miedo a hacerlo pues era muy insegura, pero se sabía bella, sabía del poder que ejercía en los caballeros, así que rápidamente se enamoró con un comerciante casado también español. Su esposa e hijos vivían en España y sus negocios estaban en Casablanca. Un día le ofreció a Mercedes que se fuera a vivir con él a Casablanca y así es como ella llega a esta ciudad. Y es en esta ciudad que la hija de Mercedes que tenía en ese entonces 18 años, había salido embarazada de un turista suizo que se despreocupó por completo y ahora su hija y su nieto vivían con ella. La cuestión es que su actual pareja era un buen hombre, le había cumplido fiel y lealmente durante todos estos años e incluso cuando paso lo de su hija, él también las apoyo. Pero ahora, Mercedes se había enamorado por primera vez, sentía que su corazón le dolía de tanto amar. Sentía que la vida le sonreía por primera vez, su nuevo amor era también español, viudo, con un hijo mayor que vivía independientemente y deseaba formalizar con Mercedes. Ella estaba totalmente confundida, ¿qué haría? Seguir con quien en los últimos años la había protegido, pero quien tenía otra familia y ella era la amante, además ya le había dicho que no se iba a divorciar, o esta nueva pareja quien le ofrecía un apellido, una familia. Y Mercedes aún estaba en edad para tener otro hijo, además lo amaba.

La tienda era pequeña así que Érika podía escuchar todo lo que hablaban mientras se hacía la que limpiaba.

- Es normal que estés confundida pues tú has vivido de acuerdo a la corriente de la vida, de la manera más cómoda, no has asumido la responsabilidad de tu vida, sólo te preocupaste de tu belleza y comodidades. Hoy te toca decidir y no sabes qué hacer. Le dijo Helene de una manera tan dulce que aun cuando sus palabras habían sido fuertes, no se sentía su dureza.

- ¿Para qué has venido? ¿qué deseas de mí?, le preguntó Helene

- Quiero que me digas qué hacer.

- Para empezar, mi querida niña, yo no puedo decirte qué hacer. Tú debes tomar tus propias decisiones, yo soy una guía, pero podría recomendarte que esperes unos días en tomar una decisión, si gustas podríamos comenzar a trabajar en tu discernimiento.

- Yo confió en ti, me han recomendado contigo a ojos cerrados, ¿qué debo hacer?

- Gracias, el primer paso es que te voy a enviar unos baños de alcanfor con eucalipto, estos son purificadores, te ayudarán a descargarte; deberás bañarte con esta mezcla, a la cual le agregarás sal marina gruesa por tres días seguidos antes de tu ducha habitual con agua fría. Regresarás al cuarto día cuando hayas terminado estos baños.

Al retirarse Mercedes, Helene la llamó a Erika y le dijo, hoy has tenido tu primera lección, la purificación del campo energético.

Capítulo VII

Per-fumum:

Aroma a través del humo

Tu cuerpo es un templo, así como el lugar donde habitas, ambos siempre deben estar limpios. Somos seres electromagnéticos y así como damos igual recibimos energía. Cuando llegaste te indiqué que ordenaras y limpiaras la tienda y has estado molesta por eso, pero es necesario porque solo así la energía fluirá; los chinos dicen que el agua siempre debe correr, si se estanca apesta y pueden comenzar a aparecer las enfermedades. Siempre es bueno cada cierto tiempo cambiar las cosas de su sitio, moverlas, así aprovechas para botar lo que no te sirve.

Como sabes, yo trabajo con perfumes naturales, es lo que se llama Aromaterapia. Esta es una ciencia muy antigua que existe desde que el hombre está en la tierra. Inicialmente la descubrieron junto al fuego, pues al necesitar que estuviera siempre prendida esta llama requerían ramitas y hojas secas, y cada vez que usaban las plantas o las flores se desprendía un aroma, de allí que proviene la palabra en latín ***Per-fumum*** que significa ***aroma a través del humo***. Tal vez al inicio se percataron que el aroma tenía una influencia psicológica pues había noches que dormían mejor, otras noches un poco más movidas pues olían aromas afrodisiacos, o días que amanecían con mayor energía. Pero luego descubrieron que el pato tenía menos grasa cuando se cocinaba con naranja o que al tomar una infusión de anís después de una cena, les ayudaba a digerir mejor la cena. En fin, también se dieron cuenta que podían usarla para curar la fiebre, plagas, enfermedades. No falto una dama que comenzó a usar el carmín para maquillarse o aplicarse alguna planta para cubrir las canas. Pero lo más grandioso, a mi parecer, es darse cuenta que el humo al ir hacia arriba entonces subía directamente a los dioses y se convertía en su alimento. Es por eso que la Aromaterapia es integral y para mí, la más completa de todas las terapias, pues puedes usarla a nivel físico, mental, emocional y espiritual.

Pero también, puedes usarlo a nivel energético para rituales de limpieza en el hogar o en las oficinas. Recuerda siempre comenzar por abrir las ventanas, que no haya gente en lo posible, y trapear todos los ambientes con una mezcla de agua con aceites purificadores como el tea tree, eucalipto, alcanfor o limón. Con esta mezcla trapeas toda la casa, recuerda que es la intención lo que vale, a medida que vas trapeando, vas ordenando que se retiren las energías estancadas de la casa. La limpieza se hace de arriba hacia abajo y de adentro hacia afuera. Por ejemplo, una casa de dos pisos, comenzar por el segundo piso y desde el cuarto más retirado al fondo, e ir bajando hasta la puerta de la casa. El trapeador lo colocas en una bolsa negra.

Luego, con una mezcla de esencias parecida comienzas a limpiar, usando un trapo blanco nuevo, todos los muebles de la casa u oficina. Una vez finalizado colocas este trapo en la misma bolsa negra donde colocaste el trapeador y bótalos fuera de casa. Finalmente, prenderás una vela blanca larga y delgada, ésta será tu termómetro, préndela y observa. Si comienza a brotar lágrimas negras o chispea o se apaga, entonces debes volver a realizar todo el ritual, la casa sigue cargada.

- Y ¿cómo sé cuándo una casa está cargada y necesita una limpieza?, pregunto intrigada Érika.

- Cuando hay pleitos, sobre todo, cuando no deseas llegar a casa, cuando hay desunión, las cosas van mal, nada sale como uno desea.

- Y las personas, ¿también deben purificarse?

Por supuesto, ese tema de que uno no debe llevar los problemas a la casa es muy difícil, ¿cómo cambiar tan rápido o sacar de tu mente los problemas, así como así? No es fácil. Y uno está cargado, luego lleva esa molestia a la casa y termina peleándose con la pareja o descargando su mal genio con los de la casa, entonces ya comenzó a crear un microclima de energía pesada que puede seguir creciendo. Y se hace un bumerán de nunca acabar, a menos que haya una súper noticia feliz que cambie toda la energía. Hay un principio, la energía no se crea ni se destruye sólo se transforma, si te levantaste con el pie izquierdo, seguirás así todo el día atrayendo la mala energía, se quema el pan, las termas no funciona y te tienes que bañar con agua fría, el auto no arranca, llegas tarde al trabajo, no sale la venta esperada y etc., etc.

Pero hay energías que ya hemos ido acumulando en la vida; estas energías son sentimientos negativos, malos pensamientos como la tristeza, celos, envidias, iras, odios, inseguridades. Por ejemplo, el bullying en los niños porque usan lentes o porque son gorditos, y ten la seguridad que puede ocasionar traumas. Tengo el caso de una paciente que cuando tenía 10 – 11 años, una amiga del colegio le decía, "escóndete porque viene el carro de la basura" y ella no entendía, luego lo interpreto como "eres tan fea y apestosa que, si te ven los recolectores de basura, te llevan". Ella ha vivido muchos años con el trauma de ser fea y apestosa, ¿te imaginas? Pero también con mucho rencor, inseguridad y pensando que iba a ser rechazada.

- ¿Y estos casos tienen solución?, pregunto un poco triste Érika pensando en la maldad de la gente.

- El proceso comienza con amarse a uno mismo, limpiarse, purificarse de todos estos pensamientos y sentimientos negativos. Uno no puede **resetear** la mente o los recuerdos como si fuera un disco duro, no se puede decir este tema sí y este tema no, hoy borro tal recuerdo de mi cabeza, ¡¡¡¡es imposible¡!!! ….. pero con los aromas, si podemos romper esa relación recuerdo – sentimiento.

- ¿Cómo así?

- Imagínate que un día sales a pasear con tu perro y hace popo en el jardín de tu vecino, éste sale molesto y discuten. Pasan los años y no se saludan, un día tu amiga te pregunta, ¿por qué ese rechazo con tu vecino? Y pasan segundos, tienes que recordar por qué es la molestia, buscar en el baúl de los recuerdos. ¿Qué ha pasado? Tienes vivo el sentimiento negativo, la cólera de verlo, pero ya te has olvidado del motivo de la ofensa, ese es un claro ejemplo de que sigue esa relación recuerdo – sentimiento. Pero vayamos, al contrario, mi novio de cuando era jovencita que me rompió el corazón porque me dejó por otra chica, lo encuentro luego de 20 años, lo veo, lo abrazo, lo saludo, le presento a mi esposo, a mis hijos, no hay cólera, no hay pena. No hay odio, pues logré romper esa relación recuerdo – sentimiento, tal vez existe el recuerdo, pero no me afecta, más bien me río y me digo "son cosas de muchachos".

- ¿Y siempre es así?

- No, hay casos y casos. En Aromaterapia, existe la técnica del anclaje, sacar esos sentimientos y emociones para luego transformar esa energía. Eso es lo maravilloso de los aromas, transformar el odio en amor, la tristeza en alegría. Cada situación tiene su aroma especial. Los casos más complicados, por decirlo de alguna manera, es cuando repites la misma situación todos los días, por ejemplo, te encuentras todos los días con el enamorado que termino contigo pues trabajan juntos y en la misma oficina…. o con el vecino que te ofendió, o sea vas a terapia, pero revive y revive todos los días la misma situación. Tengo un caso interesante, la hermana de una paciente se casó, pero un día antes de la boda la paciente encuentra al novio con otra mujer, lo encara, pero no se atreve a decírselo a su hermana. Lo ve todos los días en el desayuno y en la cena pues ellos viven en la casa de sus padres. Ella sigue sin atreverse a decir nada, tiene miedo de contarlo, han pasado dos años y ella sabe que su cuñado continúa esa relación, ha conversado con él y lo único que él le ha contestado es con una amenaza, "tú eres ahora mi cómplice por haber callado tantos años, tu hermana nunca te lo perdonará".

- ¿Y Por qué no le dices que hable con su hermana?

- Pues esa es la primera ley de todo terapeuta, no opinar, no juzgar, no recomendar; somos sus guías, sus asesores, cada uno debe encontrar sus propias respuestas, ese es su trabajo interno, su trabajo de introspección.

- Y durante la terapia del anclaje, ¿usamos aromas?

- Así es, durante la técnica, vamos usando aceites purificadores y transmutadores, pues cambiamos la energía.

Érika aún no sabía, pero había empezado su sanación y entrenamiento, Helene había encontrado una pupila que iba a partir pronto a Sudamérica para continuar su legado. La mandó a terminar de limpiar la tienda.

Recordando ese tema de la purificación comenzó a buscar los aceites y encontró muchos, habían más de cien y con nombres que nunca había escuchado, seguro serían aceites exóticos, pero habían otros como el romero, ruda, limón que sí eran conocidos, comenzó a preguntarse, de dónde saldrían los aceites, a ella siempre le habían fascinado los aromas como un tema personal, pero ahora era distinto, de pronto sintió que su nariz despertaba, sentía que olía por primera vez el mundo, sentía que los aromas la envolvía, se sentía dentro de una burbuja de Flores, plantas, especies, aromas que reconocía y otros desconocidos, sentía alegría, sentía pena, sentía añoranza, melancolía pero a la vez protección, amor. Veía a su mama haciéndole el jugo de las mañanas, el olor de cuando horneaban tortas de vainilla en su casa, los tallarines verdes preparados con albahaca, los aromas corporales de Héctor, se veía cabalgando libremente por el campo, recordaba el huerto de su abuela. Se sentía parte de la naturaleza, se sentía flor, se sentía la esencia misma de la flor, era la seducción misma de la flor, ***se sentía creación de Dios***.

De pronto sintió a lo lejos que la llamaban por su nombre, pero era una voz dulce y luego la reconoció, era Helene.

- Helene, no sé qué me pasó, después de nuestra conversación fui a buscar los aceites esenciales, comencé a ver sus nombres, comencé a olerlos y de pronto me transporté, me sentí en una nube de aromas, pero venían imágenes, sentimientos.

- Sí, te vi. Ingresaste a un estado elevado de conciencia. Algunas personas lo logran por medio de la meditación, otras personas como nosotras que tenemos el sentido del olfato más desarrollado podemos lograrlo oliendo aromas. Los aromas son sutiles, son de vibración energética elevada, pero eso lo estudiaremos más adelante. Por ahora anda a descansar y llévate los baños que le recomendé a Mercedes, regresa en tres días.

Antes que se retirara Helene le dijo a Erika que se sentara, bajara la cabeza y sus manos, de esa manera iba a descargar la energía excedente, había sido una conexión total con los aceites esenciales; ahora estaba segura, Erika estaba destinada a sanar con Aromaterapia.

- Quería regresar mañana, le dijo Érika triste pero aún un poco ida.

-   Paso a paso, niña, primero tienes que purificar tu campo energético, limpiar esos miasmas electromagnéticos, esas energías pesadas que son pensamientos y sentimientos negativos. Hoy comenzó tu aprendizaje, pero primero debes sanarte para sanar.

Esa noche lo único que pensaba Érika era en esa sensación cuando estaba en ese estado elevado de conciencia. Pero Helene tenía razón, los aromas le habían hablado y sabía que había comenzado un nuevo camino en su vida, aprender a usar la Aromaterapia para sanar. Sin embargo, ella tenía primero que cubrir ese vacío, tenía que sanar sus heridas, y quería hacerlo de corazón, pero en ese momento se siento rara. Luego de varios días comenzó a sentir paz, se sentía más amada, se sentía hija de Dios.

Capítulo VIII

Protegiendo nuestro campo áurico con Laurel

La envidia es uno de los pecados capitales que atacan energéticamente a terceras personas al igual que la soberbia y la ira, le dijo Helene a Érika.

- Cuando fui a ver **El Hombre de La Mancha**, me llamó mucho la atención cuando Don Quijote le dice a Sancho que la envidia es uno de esos sentimientos que quien sufre más es quien lo siente, más que quien lo recibe, le contó Helene recordando esta obra que la interpreto Oswaldo Cattone en el Teatro Marsano en Lima

- Quien lo siente, tiene tanta ira consigo mismo que no pueden soportar que otra persona sea feliz, que otra persona tenga más o tenga algo que ella no posee.

- ¿Y por qué dices que nos puede afectar energéticamente?

- Bueno, física y energéticamente.

- No entiendo.

- Me refiero físicamente cuando ya pasan a hacer daño físico, emocional o socialmente, por ejemplo, romperte la cartera bonita, quitarte al novio, hablar mal de ti. El objetivo es hacerte sentir mal y muchas veces humillarte. A veces se une la envidia con la soberbia.

- ¿Y energético?

- Te contaré mi experiencia de vida; la primera vez que fui a visitar a la Virgen de Lourdes me pasé llorando durante dos días enteros, no hablaba sólo lloraba. Luego conocí a quien hoy en día es uno de mis maestros, y en ese momento me explicó que ésta era una sensación de **_estar en gracia_**, pero en ese viaje también me cuestioné todas mis actividades, mejor dicho, si estaba bien estar en el mundo holístico.

Helene comenzó a recordar esa primera visita a la Virgen de Lourdes, había viajado sola; el tren donde viajaba tenía como última parada la ciudad de Lourdes y por esa razón los cuatro últimos que quedaron en el vagón sabían su destino y un tema místico los unían. Se hicieron amigos, estaban muy emocionados, conversando sobre por qué venían y qué esperaban. Sólo uno de ellos, el más callado del grupo, había estado antes y los fue orientando de las actividades que se organizaban, lo importante era vivirlo desde el corazón. Cuando llegaron a la estación final, decidieron entre todos tomar un taxi coordinando con el chofer que los dejara a cada uno en su hotel quedando con la promesa de reencontrarse. Helene había realizado la reserva por internet, era una casa que daba posada. Cuando ingreso al cuarto asignado, se encontró con una cama, una mesa de noche con su lamparita, un armario pequeño, un baño y arriba de la cama clavado en la pared, un crucifijo. Seguro que la administradora se dio cuenta de su asombro pues inmediatamente le dijo con voz seria, "ustedes vienen a visitar a la Virgen y aprovechar estos días para orar, no necesitan distracciones". Realmente Helene nunca pensó en cómo sería ser el cuarto, pero seguro no se lo esperaba tan franciscano. Suerte que siempre la acompañaba un libro así que se puso a leer, pero le faltaba el bullicio de la radio o la televisión. Finalmente se durmió, se sentía ansiosa, primera vez que visitaba un lugar santo.

Al día siguiente le indicaron que podía ir caminando hacia la Basílica, tenía que atravesar el pueblo. Se puso en camino y se encontró con bastante comercio, tiendas donde vendían vírgenes de plástico con tapa que luego entendió que era para llenarla en los grifos con el agua del manantial que salía de la gruta donde la Virgen se le apareció a Bernardita. Además, vendían souvenirs, rosarios de rosas, velas de todas las formas y tamaños. Era tan atrayente todo, pero su mami le había aconsejado que las compras pudieran hacerlo después, que no se distrajera en su primer día de visita a la Virgen, y así lo hizo.

Hasta que llegó al Santuario, se encontró con una gran plaza y varias iglesias alrededor. De pronto sintió ganas de llorar, sus rodillas se doblaron en medio de la plataforma y simplemente dio paso al sentimiento, dejo fluir su llanto inconsolable; no entendía qué pasaba, pero sentía que por primera vez estaba sacando de su interior todas sus tristezas, impotencias, iras, cóleras; nunca se había dado cuenta que tenía tanta amargura en su corazón, no recuerda cuánto tiempo estuvo así, minutos u horas, hasta que escucho: ***"ya puedes ir a la Gruta"***. Se paró y consultó cómo llegar a la gruta, no estaba tan lejos, y al llegar nuevamente le ganó el llanto, se sentía amada, pero a la vez sentía que no era digna de ese amor pues era pecadora, quería limpiarse, sacarse todos esos pecados que la hacían sentir sucia. De pronto escuchó que alguien la llamaba por su nombre, era uno de los chicos con quien había viajado el día anterior en el tren, el más callado y quien venía cada año a ser voluntario. le dijo: ***"sé cómo te sientes***, te recomiendo que te vayas a confesar y luego que vengas al baño, hay una piscina que se llena con el agua del manantial de la gruta, es milagrosa, vente en el horario de la tarde, después de almuerzo, hay menos gente".

Así que Helene como autómata se fue a buscar a quién podía confesarla, y se dio con la sorpresa que en cada confesionario se indicaba el o los idiomas que el padre confesor hablaba. Así que hizo su cola, encontró una guía escrita para hacer su acto de contrición, quería hacerlo bien, necesitaba hacerlo bien. Después de confesarse se retiró a una de las iglesias donde pudo escuchar misa y recibir la comunión. No se sentía triste pero tampoco feliz, estaba acongojada; se sentía en el limbo, una emoción que nunca había sentido. Cuando fue la hora indicada, Helen se fue a buscar el lugar de los baños; encontró que había uno para damas y otro para caballeros; hizo su cola e ingreso. La llevaron a una piscina pequeña y le indicaron que diera la espalda que rezara y se dejara ir para atrás, "confía, nosotras estamos para sostenerte", dijeron las voluntarias; y se echó para atrás, sintió como un bautizo, sintió nacer de nuevo, sabía que tenía una nueva oportunidad para vivir en el servicio.

Esa noche se encontró con su amigo voluntario durante la procesión de las velas y él la acompañó de regreso a su posada.

- Las piscinas se llenan con agua por las mañanas y no se cambian hasta la noche. Lo milagroso es que en esas aguas se baña gente enferma, pero nunca ha habido un solo caso de contagio, y te estoy hablando desde mediados de 1800 que se apareció la Virgencita, le dijo su nuevo amigo portugués Dado Botelho.

- Yo me he sentido vivir nuevamente, siento que Dios me ha dado una oportunidad de servir, que va a ser la única manera de saldar mis pecados.

- Haces bien pues el pecado se perdona, pero igual tienes que pagar la culpa.

- ¿Dónde? ¿En la tierra?

- Ja ja ja ... se supone que en el purgatorio.

- No lo sabía. Pensaba que confesándome ya estaba todo saldado.

- Por lo que me contaste en el tren, tú te dedicas a la Aromaterapia y al mundo holístico, así que me vas a entender, ¿has escuchado sobre el karma y dharma?

- Sí. Le contestó sorprendida pues nunca hubiera esperado que un voluntario creyente podía saber sobre temas esotéricos.

- Tengo el don de la videncia desde que tengo uso de la razón, pero me equivoqué de camino, me ganó la soberbia, comencé a sentirme con poder y lo usé para manipular a la gente. Estudié y viajé por todo el mundo para tener más conocimiento y, por supuesto más poder. No quiero entrar en detalle, sólo que me equivoqué de camino; el don lo usé para beneficiarme, para llenar mi ego, para ganar dinero y sobre todo para controlar a la gente. Hasta que llegué aquí y decidí cambiar, por eso cuando te vi, sabía lo que sentías y decidí guiarte; claro, si me lo permites.

- Pero no me dijiste nada en el tren, ni siquiera que eras voluntario.

- Porque cada uno tiene que vivir su propia experiencia; además, no todos se arrepienten. Cuando yo veo ese arrepentimiento de corazón y en su rostro se refleja la piedad por el perdón y la misericordia de Dios, entonces me acerco como fue en tu caso.

- ¿Y qué hago ahora?

- Preocuparte por el servicio, por dar amor, lo que se llama dharma. La gente se preocupa por el karma, en ser víctimas de su mala suerte o de su mala acción, cuando deberían ocuparse de ver como retribuir en bien el daño que pudimos haber hecho.

- ¿Tú crees que hago mal en dedicarme a la Aromaterapia?

- ¿Por qué? ¿Haces mal a la gente? ¿La estafas?

- ¡Nooooooooo¡ la Aromaterapia es ciencia y tradición; es un hecho demostrado que puede curar y sanar a nivel integral. Yo trato a la gente a nivel físico, mental, emocional, energético y esotérico.

- Pues ahora has conocido un nivel más, el espiritual, el místico.

- Tengo una duda, yo siempre usé los aromas para purificarme, protegerme de la gente. ¿Estará mal que siga con eso, pues por qué usarlo si la oración puede protegerme?

- Nuestro Señor Jesucristo es amor incondicional. Cuando se encarnó en hombre, su experiencia de vida la vivió en completo amor tanto a sí mismo como hijo de Dios, como en el servicio hacia los demás hombres; es por esa razón que no necesitaba protegerse.

- No entiendo nada.

- Como sabes, cada uno de nosotros estamos envuelto en un campo energético que está dentro del campo áurico, o sea como un huevo y el grosor es como la cascara del huevo. ¿Sabes de qué depende el grosor del campo?

- ¿De nuestro estado anímico?'

- Relativamente. Realmente depende del amor que tengamos hacia nosotros mismos. Eso implica como amamos nuestro cuerpo, nuestros sentimientos.

- Incluyendo nuestros pensamientos.

- Así es, nuestros miedos e inseguridades debilitan nuestro campo áurico, pero también los sentimientos de terceros hacia nosotros como la ira, la envidia y la soberbia. Estos tres sentimientos son de personas que son tan infelices que no pueden permitir que otras personas sean felices o tengan cosas que ellos no tienen.

- Estas últimas, ¿son las conocidas como personas tóxicas?

- Hace poco vino una peregrina con una amiga; realmente era tan desagradable su amiga. Se expresaba mal de ella, a la vez que se burlaba y todo delante de ella. Hasta que le pregunté, por qué aceptaba ser tan disminuida por su amiga, y ella me contestó que era su mejor amiga y que se conocían desde niñas. Reconocía que su amiga era complicada, pero la quería mucho. Le expliqué que había creado un cordón de dependencia tóxica, que ella la manipulaba y la humillaba, y eso lo hacía porque su amiga necesitaba sentirse importante, necesitaba sentirse mejor que ella. Me dio mucha pena entender que ella deseaba continuar así; ella necesitaba de ese amor tóxico y no quería liberarse. Yo rezo por ella, y ojalá haya podido romper esa cadena.

- ¿Y por qué se da la manipulación?

- Allí es donde quería llegar. Al adelgazarse tanto el campo áurico puede agrietarse, empiezan a hacerse pequeños huecos al comienzo y terminan siendo de mayor tamaño. Y son por esas grietas que las energías de otras personas pueden ingresar, así pueden manipular o influir en nuestro estado mental emocional. Un ejemplo típico son los hipocondriacos.

- ¿Los hipocondríacos? Son aquellos que creen estar con enfermedades graves y realmente no lo están.

- Así es, incluso se van a visitar a algún enfermo y regresan a casa creyendo que tienen la misma enfermedad y hasta somatizan los síntomas; es decir que convierten los trastornos psíquicos en síntomas orgánicos y funcionales.

- ¿Eso es lo que se llaman vampiros energéticos?

- No, ese es otro tema. Fíjate, nosotros contamos con dos tipos de energía; la energía física y la energía vital. La energía física se basa en nuestra alimentación diaria; y la energía vital es la que recibimos tanto de la divinidad como la terrenal, o sea por nuestros chakras corona y base. Si por alguna razón no recibimos la normal cantidad de energía, entonces de una manera natural buscaremos una manera de encontrarla; por ejemplo, si nos intoxicamos y terminamos en el hospital, nuestra energía física se ve disminuida, ya que sólo nos alimentaremos del suero, y de la primera persona que venga a visitarnos, le absorberemos su energía. Sin querer nos convertimos en vampiros energéticos. De igual manera cuando estamos apenados o tristes, también podemos robar energía.

- Pero ¿puede haber casos de personas que roban energía a propósito?

- Por supuesto, ellos saben cómo hacerlo y pueden robar la energía de la belleza, de la prosperidad.

- ¿Y cómo nos podemos proteger?

- A eso iba cuando te hablaba de Jesús, el amor incondicional tanto a uno mismo como hacia los demás aumenta el grosor de nuestro campo áurico, y no permite que ingresen energías externas o nos roben energía.

- Por favor, No me compares con Jesús. Dijo Érika casi gritando.

- Entonces allí es donde aparecen algunas técnicas que no van contra las leyes espirituales, yo uso la Aromaterapia.

- ¿La Aromaterapia? ¿De verdad?

- Así es, todas las plantas tienen, al igual que nosotros como seres vivos, un campo energético y áurico, y eso está demostrado con la cámara kirlian. Culturas ancestrales lo usaban, como los celtas, los druidas.

- ¿Sabías que el druida del comic de Asterix y Obelix usaba el muérdago en la poción mágica?

- Y el muérdago es un gran protector, así como principalmente todas las plantas herbales como la ruda, albahaca, laurel, romero, etc.

- ¿Y cómo lo puedo usar?

- Es importante primero purificar tu campo energético, retirar todas las miasmas energéticas. Luego ya puedes usar un splash ambiental alrededor de tu aura, a mí me va súper bien.

- Pero ¿dónde consigo un splash ambiental?

- Es tu tarea aprender a hacerlo, es parte del servicio que vas a comenzar a brindar; pero por mientras hasta que aprendas, puedes usar los hidrolatos sobre todo el de laurel.

Capítulo IX

La Dama de los Aromas

Helene había compartido su experiencia vivida en el Santuario de la Virgen de Lourdes a su nueva pupila. Ella sentía que había escogido bien a quien iba a dejar su legado pues no acostumbraba a abrirse tan fácilmente con la gente; sabía que sería una semilla para Sudamérica. Erika por su lado se sentía como una esponja de conocimiento, había ingresado a un mundo fascinante, donde encontraría todo lo quería saber. Tenía sed de aprender.

Helene preparaba perfumes con aceites esenciales (Aromaterapia), pues consideraba que darles a los pacientes aceites esenciales puros era complicado y muchos de éstos no podían ser usados solos, como la canela, clavo de olor, pimienta u otros, ya que podían crear alergias y/o daño al no ser utilizados adecuadamente. Y a veces los mismos pacientes, aunque se les decía usar sólo una o dos gotas, ellos usaban más cantidad o lo que ellos consideraban. Y darles una clase sobre la concentración de las plantas no era el fin; ellos querían curarse o sanarse, no buscaban el conocimiento.

Como Helene había estudiado anteriormente perfumería, se le ocurrió comenzar a hacer perfumes, cremas, ambientadores y otros productos perfumísticos, de tal manera que los pacientes se llevaban el producto terminado y le llamó Aromaterapia perfumistica.

- Pensé que me ibas a preguntar ¿por qué usar el laurel como protector?, le preguntó Helene a Érika.

- Ah, es que tú eres mi maestra y no dudo ni cuestiono tus enseñanzas.

- Buen punto respetar a tu maestro, pero eso no significa no repreguntar. No te quedes con las dudas; el maestro está para enseñar y brindar al alumno hasta donde esté capacitado para recibir, además tú te regresarás pronto a tu país.

- Me siento tan a gusto aquí contigo. No quiero regresar, lo he estado pensando.

- Pues como maestra no te lo permitiría, tienes que regresar a Perú. Permitirte quedarte aquí sería no haber aprendido nada, haber aceptado que la huida es el mejor camino, seguir vacía.

- ¿Y qué voy a hacer?

- No sé, es tu vida, es tu camino, yo sólo soy una guía en tu vida como tú serás en el futuro de otros.

- Varias veces me lo has dicho estos días, no me veo como terapeuta ni como guía. Me falta mucho y sin ti a mi lado, ¿cómo lo voy a hacer?

- Tienes el don, pero estará en ti ponerlo en práctica o no; es lo que llamamos el libre albedrío.

Helene sabía que tenía que cambiar de tema de conversación. Ella también sentía pena de sólo saber que tenían que separarse, pero no quería demostrarlo. Así que comenzó a explicarle sobre la importancia de la mitología y la tradición en la Aromaterapia.

- No te guíes sólo de lo que leas en el internet o de una clase, trata de ir más profundamente en el estudio; los perfumes son tan antiguos como el hombre mismo, han sido usados por todas las civilizaciones.

- ¿Y qué tiene que ver la mitología?

- Pues mucho, te hablaba del laurel; la mitología griega cuenta que una ninfa Daphne estaba siendo perseguida por el dios Apolo y en su huida les pidió a los dioses que la protegieran. Cuando Apolo estaba a punto de atraparla, los dioses la convirtieron en el árbol de laurel, incluso hay una estatua en el Louvre.

- . Ahora que regrese a París tendré que ir a visitarla, pero Helene, ¿acaso el laurel también lo usaban los romanos?

- Debes recordar que al César siempre lo coronaban con laurel. Pocos saben, pero era para que estuviera protegido de sus enemigos y para que valoren su importancia, su lugar como el César. Yo lo uso en clientes que no son considerados en su centro de labores; usar un perfume de laurel es colocarlo como en un pedestal, que sea más respetado. Además, ¿recuerdas que cuando ingresó Jesús a Jerusalén lo recibieron con hojas de olivo y laurel?

- ¿Y siempre es así?

- Los perfumes están presentes en la Biblia, en los poemas, óperas, canciones … Otro árbol protector es el ciprés; la Biblia que es una fuente del catolicismo, es también una fuente histórica; allí encontramos que la última plaga - antes del éxodo de los judíos encabezados por Moisés en búsqueda de la tierra prometida – consistía en la muerte de todo primogénito. Moisés, por indicación de Dios, les comunica a los judíos que con una rama de ciprés marquen con sangre de cordero la puerta de su casa para proteger a sus hijos primogénitos. Un perfume a base de ciprés nos protegerá y consolará en momentos de duelo.

- Yo siempre he leído que las rosas se relacionan con la Virgen María.

- Así es, es más, para Navidad nosotros hacemos un perfume de mirra con rosas pues éste significa que le pedimos a la virgen María que interceda ante su hijo- Jesús - por nosotros.

- ¿La mirra?

- Sí, la mirra, el incienso y el oro son los tres regalos que les dieron los reyes magos cuando nació el niño Jesús, y éstos se relacionan con la Pasión, Muerte y Resurrección de Jesús, el honrar a Jesús como Dios y el honrarlo como el Rey de Reyes.

- ¿Y esto se aplica a la Aromaterapia?

- En el caso del oro podemos sustituirlo por el azafrán, pues representa el oro, el éxito, la prosperidad.

- Tengo tanto que estudiar y aprender, siento que no estoy lista.

- Ya hemos conversado sobre ese tema. Ya tú tomarás tus propias decisiones, le contesto fastidiada Helene y se fue.

Erika se quedó en la tienda sola, mirando a su alrededor. Solamente había estado 10 días y ya se sentía parte de este mundo de los aromas. Sentía que toda su vida había sido parte de él; decidió pararse y comenzar a pasear por cada uno de los frascos que contenían los aromas. Los abría, los olía, creía ver y sentir un espíritu en cada uno de ellos, se sentía conectada, comenzó a escuchar que le hablaban, pero nos les entendía. De pronto sintió como si sus pies se fusionaban con la tierra, sintió que sus piernas se convertían en raíces, su cuerpo en tronco, de pronto era una flor; sentía que podía hablar con las flores, plantas, árboles y frutas, y le hablaron. Lo escuchó claramente, le decían, *tú eres parte de nosotras*. Se sintió fusionar con ellos, ser parte del reino vegetal, ser parte de la naturaleza, ser obra de Dios; y recordó las palabras de Helene, ¿acaso ella habría sentido este sentimiento en Lourdes? Tenía que ir a Lourdes, pero también entendió por primera vez su verdadera misión, ser Aromaterapeuta; ya no sentía miedo, se sentía en gracia, se sentía plena, con coraje y con muchas ganas de enfrentarse al mundo. Iba a regresar a Lima con el legado de Helene, no significa un adiós pues ella regresaría a Casablanca continuamente. Ya había encontrado su camino, estaba feliz, se sentía una de ellas, se sentía una flor, se sentía **La Dama de los Aromas**.

Capítulo X

Equilibrando los Chakras

- Teníamos una relación hermosa, no puedo creer que me haya hecho esto, no sé qué hacer, ayúdame por favor, le decía Carmen Ferrero, una española que había ido por ayuda donde Helene.

Carmen era enfermera y tenía una relación estable de casi diez años entre noviazgo y matrimonio. Con su esposo tenían una cuenta mancomunada, en que habían logrado ahorrar para dar la cuota inicial para un departamento propio. No tenían hijos, pero ya habían estado haciendo planes; para ella todo estaba encaminado y en armonía, se sentía feliz en su matrimonio. De pronto un día regresó de su trabajo y no encontró a su esposo, ni sus cosas, solo una nota diciendo: "lo siento, te lo devolveré pronto". Había retirado todo el dinero de la cuenta mancomunada y luego se enteró por un amigo en común que había viajado a Australia a comenzar un nuevo negocio con otra mujer. Se encerró en su casa, estada desolada, no quería decirle nada a su familia. De pronto comenzó a sentir que las piernas le temblaban; perdió su trabajo porque ya no podía ayudar a los enfermos, ni hacer bien su trabajo. Sólo le confió su pesar a su hermano menor Juan Carlos, quien estaba casado y tenía dos hijas lindas; él vivía con su familia en Casablanca desde hacía dos años. Carmen aceptó la invitación que le hizo su hermano para viajar a Casablanca. Tenía dos semanas en la ciudad y una amiga de su cuñada al enterarse de su historia le recomendó ir donde Helene, "ella te va a ayudar, conozco amigas a quienes les ha ayudado a salvar su matrimonio y a otras quienes las ayudo a pasar por decepciones amorosas y hasta mucho más complicadas que la tuya".

Claro que para Carmen no existía situación más penosa que la de ella, y se preguntaba en qué momento había perdido el amor de su esposo, qué había hecho mal para perder su amor. ¿Acaso ella no había dejado su familia y sus amistades para complacerlo?, pues él quería su total atención. Ella había dejado incluso esa plaza de un alto cargo en el hospital de Madrid, sólo para quedarse con él.

Ahora recordaba ese momento, aún eran enamorados. Alberto no deseaba comprometerse, incluso no la llevaba a las reuniones con sus amigos o compañeros de trabajo hasta el día que ella le contó la propuesta que le habían hecho en su trabajo, pues ascendería como jefe de enfermeras en el hospital más importante de la capital recibiendo un sueldo casi tres veces del actual. Carmen al contarle a Alberto, éste no se inmutó, no tuvo ninguna emoción, sólo dijo, "te felicito". No lo vio durante el fin de semana y el domingo por la noche, un día antes de dar la respuesta, – el lunes tenía que darla - Alberto se apareció diciéndole que se había dado cuenta que deseaba vivir con ella y le propuso convivir. Ella siempre se preguntó si la idea de perderla lo había hecho cambiar de opinión; siempre tuvo la duda, nunca le dijo que la amaba, pero luego recapacitaba ya que no era necesario, lo importante es que estaban juntos. Él no sabía expresarse y los hechos valían. Esa noche hizo un juramento, de amarlo, dar todo para que él sea feliz aun cuando tuviese que dejar a un lado su propia felicidad. Lo ayudaría a ser un gran profesional y empresario. Ya sabía qué hacer al día siguiente, rechazar la oferta en el hospital de Madrid y se quedaría en Barcelona. Total, estaba bien como estaba y no necesitaba mayores cambios, y como resultado sería feliz con su amado Alberto.

De esto hacía diez años y efectivamente se fueron a vivir juntos; ahorraron para que Alberto ponga su empresa de importaciones y claro, lo hizo, sólo que con otra mujer y en otro país con el dinero de ambos. Pero ¿de dónde había aparecido esa mujer, ella sabía que él era casado? Era esa la razón por la que él nunca quiso tener hijos, y así se la pasaba ella, pensando y pensando.

- Tú piensas mucho y tu cabeza está que explota; es lo que llamo "parloteo mental", le das y das al mismo tema día y noche, le dijo Helene a Carmen.
- Es que no puedo creerlo, no puedo entenderlo.
- Sí, las relaciones al no tener un final quedan como en suspenso, pero te aseguro que ahora él está feliz y lo último en quien piensa es en ti.
- Sé que todo le va a ir mal, lo odio, le deseo la mayor infelicidad.
- Pero ese es un tema que no está en tus manos, sólo en Dios; y ten la seguridad de que la justicia divina existe, y si no se arrepiente antes, todas sus malas acciones lo atormentarán en su lecho de muerte.
- Y tú, ¿puedes hacer algo?
- Ja ja ja, ¿en qué piensas?

- En darle su lección, que le vaya todo mal, que la mujer lo deje y regrese a mí, ¿puedes hacerlo?

- Sí que lo tienes todo planeado, y luego que él regrese, ¿qué va a pasar? ¿Te vengarás?

- Sí, lo enamoraré nuevamente y lo dejaré plantado, y sufrirá como yo he sufrido.

- Carmen, eso que me pides se llama **amarre;** y cuando se hace, se amarran los dos. Alberto puede descubrirlo y podrá ir donde un brujo o curandero; ellos lograrán desamarrarlo, pero tú te quedarás atada a él para toda la vida. Además, estarás yendo en contra del libre albedrío y eso es ir contra el plan de Dios, ¿crees que vale la pena? Yo no te puedo decir qué hacer o qué no hacer, pero cumplo con informarte; yo no hago ese tipo de trabajos, yo soy **terapeuta del alma**. Te puedo ayudar con mis perfumes, pero no con ese tipo de trabajos que tú deseas. Ahora retírate pues debo atender a otras personas. Recuerda que, si deseas que te ayude, aquí estaré, pero ya sabes mis maneras.

Helene le pidió a Érika que acompañe a Carmen a la puerta; ella se fue triste. Érika pensaba si había sido necesario ser tan dura con ella, la veía destrozada.

- No te preocupes, ella va a regresar y la vamos a sanar, le dijo Helene como leyendo sus pensamientos.

Y efectivamente, Carmen regresó dos días después dispuesta a sanar su alma. Quería empezar de nuevo, quería volver a ser feliz, olvidar ese mal amor y encontrar un hombre que realmente la amara. Ese primer día como siempre lo hacía Helene, le indicó que se bañará con sales de purificación por tres días seguidos, echándose su splash ambiental de laurel alrededor de su aura, y que al cuarto día regresará. Por primera vez permitió que Érika estuviera presente y la presentó como su pupila; Érika estaba feliz pues escuchaba todas las indicaciones, y se sorprendió al escuchar que el baño de purificación debía darse en ducha, no en tina pues el agua tenía que fluir y no estancarse, tenía que retirar las energías pesadas, "disuelve las sales en agua y de allí báñate".

- ¿Qué es lo que tiene Carmen? Le pregunto Érika a su maestra.

- Tiene todos sus chacras desarmonizados.

- Ese tema me fascina, y ¿voy a poder estudiar también los chakras?

- Me alegra que hayas cambiado de opinión y ahora quiera estudiar, mi querida **Dama de los Aromas.**

- ¿Cómo me has dicho? ¿Cómo lo sabes? Le dijo Érika, recordando lo que había sentido y pensado un par de noches atrás.

- Pues fue el nombre con el que te bautice, luego el viento se encargó de llevar mis pensamientos y tu aceptaste nombrarte así, eso es libre albedrío.

- Estoy más que lista para aprender y me voy a quedar unos días más, lo suficiente para mi partida a Lima. No significa un adiós, pues no te librarás de tu pupila, mi querida maestra.

- Entonces comencemos con la clase de los chakras.

La palabra "chakra" viene de la india y en sánscrito significa rueda. Se conocen 7 chakras - realmente existen más, pero por ahora basta que estudies estos siete – y éstos están alineados paralelamente a nuestra columna vertebral, siendo alimentados por energía divina y energía terrenal. Cuando la energía fluye sin ninguna interrupción por todos los chakras, de tal manera que giran constantemente, entonces estamos en equilibrio o armonía. Cuando una de las ruedas gira lentamente se dice que está en déficit de energía y cuando gira muy rápido, se dice que está con exceso de energía. Lo ideal es que esté en armonía. Cada uno de nuestros chakras tiene una vibración energética que se puede medir en ohms y los aceites esenciales también. Ésta es una de las terapias con aceites esenciales muy poca conocida, la Aromaterapia Energética, que consiste en hacer coincidir cada chakra con los aceites esenciales; por ejemplo, el chakra base calza exactamente con el aceite de benjuí, ya que ambos tienen la misma frecuencia energética.

Pero recuerda que no siempre todos los aceites esenciales, aunque sean de la misma familia, pueden tener la misma vibración energética pues cada una de las plantas o flores ha sido sembrada en diferentes tierras, a diferentes alturas, en diferentes zonas. Y a esto hay que sumarle que las condiciones climáticas son distintas; esto es lo que se llama "quimiotipo". Recuerda siempre medirlos.

- ¿Y qué pasaría si uso por ejemplo el benjuí en el chakra corazón?, le preguntó inquieta Erika.

- Pues no va a pasar nada energéticamente, el aroma será agradable pero no equilibrará el chakra corazón. Fíjate, tú puedes usar un aroma que tenga igual o mayor vibración del chakra a armonizar, nunca menos. Por ejemplo, el aceite esencial de loto o gardenia son de la más alta vibración – aproximadamente 13,000 ohms – y nunca tienes pierde, puedes usarlo para equilibrar todos los chakras.

Luego continuó Helene, al principio para saber cuál chakra es el que tienes que armonizar podrás guiarte por la parte teórica, entender cuándo un chakra esta desequilibrado, cuáles son los motivos por los que pueden estar alterados, vayamos al caso de Carmen.

Carmen acaba de sufrir una pérdida, en este caso el rompimiento con su esposo (y de una manera abrupta). Si analizamos toda la historia, encontraremos que Carmen ya antes había dejado a un lado sus sueños y se había alejado de sus amigos. No olvidemos que además perdió sus ahorros, su trabajo. Todos los casos de pérdida material o sentimental siempre van a afectar el chakra base, la conexión con la tierra, y esta situación puede lograr influir físicamente en las piernas como es su caso, que no pudo continuar trabajando pues como enfermera tenía que apoyar a los enfermos y sus piernas ya no le sostenían.

Sigamos analizando, su esencia como mujer ha sido humillada. Se siente culpable porque piensa que no cumplió con el marido. Todos estos temas se ubican en el chakra sacro, lo que ha ocasionado su baja autoestima, depresión y de hecho su mal humor.

Te puedes imaginar ¿cómo está su poder personal, su ego? Todos sus sueños e ilusiones han sido rotos de la noche a la mañana, su autoestima e incapacidad de volver a creer en el amor. Todos estos sentimientos se ubican en el chakra plexo.

Es en el chakra corazón donde se ubican nuestras relaciones humanas, sobre todo el amor, amistad, hermandad…todo esto ha sido quebrado. Ella deberá primero perdonarse para luego perdonar, volver a tener la capacidad de dar y recibir amor.

Y por lo que nos ha contado, ella se guardó todo este dolor, se encerró, sólo habló con su hermano, o sea que su chakra garganta ha sido afectado. Se siente incapaz de expresar su dolor y peor aún, no puede decirle a su marido lo que piensa; imagínate no poder ni siquiera discutir, ella estará discutiendo sola y respondiéndose sola, imaginándose escenas de discusión. Los franceses tienen una expresión "L'espirit de l'escalier" que significa "el ingenio de la escalera", pues describe graciosamente como nosotros vamos pensando a la hora de retirarnos de una discusión – mientras vamos bajando las escaleras – lo que pudimos decir en determinada situación y cuando ya pasó la situación.

¿Recuerdas lo que me dijo de querer volver con él? Eso demuestra que está súper confundida, su discernimiento y claridad en las cosas están confusos, esto significa que el chakra de su tercer ojo también está en desequilibrio. A mí lo que me preocupa es que cuando las personas están en esta situación pueden encontrar personas que pueden manipularlas fácilmente, pues se aprovechan de su debilidad de ese momento.

Finalmente, su conexión con Dios también se ha quebrado, aunque no creo que haya sido una persona de fe, pero son en estos momentos que la parte espiritual es tan importante; es decir, sentir que tiene el apoyo de Dios y que va a ser su consuelo, pues al no ser así puede perder las ganas de vivir. Eso lo veo mucho en viudos que al perder a su pareja luego de tantos años juntos, se van al año. Por eso siempre les digo a los hijos que respeten el acercamiento de sus padres a Dios, pues allí van a encontrar re-confortación.

Como te das cuenta, en este caso preciso, Carmen está totalmente desarmonizada. Entonces voy a comenzar escogiendo tres de los chakras que a mi parecer deben sanarse primordialmente, y estos chakras son base, tercer ojo y corona. Elaboraré un perfume con aceites esenciales de benjuí, sándalo y loto, recomendándole que lo use por una semana y de allí que regrese para evaluarla.

- ¿Son comunes estos casos de decepción amorosa?, le preguntó Erika, tal vez pensando un poco en sí misma.

- Diría que son los casos para los que más me buscan. Recuerdo el caso de una señora francesa que bordeaba los 40 años que me contó su historia de amor con tanto detalle, lamentablemente su relación termino por problemas con la familia de su pareja, y cuando le pregunté hacia cuánto tiempo habían terminado, me contestó que hacía 15 años. Era la primera vez que me pasaba que una persona se había quedado congelada en el tiempo, pues cuando me lo contaba era como si hubiera sido ayer. Así que le recomendé **feromonas** para que volviera a sentirse mujer; ahora ya tiene pareja y siempre me escribe.

- ¿Feromonas? ¿Qué es eso?

- Ja ja ja, son las hormonas de la sensualidad, aunque para mí realmente es del empoderamiento y del avivar las emociones olvidadas.

- Creo que eso es lo que yo necesito.

- Te cuento que todos tenemos feromonas algunas más revoloteadas que otros; por ejemplo, los "Don Juanes", aquellos enamoradores, amantes increíbles y que pueden vender piedras, tienen hartas feromonas, pues su virilidad y su seguridad así lo demuestran.

Hace años que, recomiendo feromonas a mis pacientes, siguió contándole Helene, y cada día me sorprenden sus resultados. Fíjate que en una oportunidad una señora sospechaba que su marido era infiel así que contrato detectives privados para que lo sigan. El día que le entregaron las pruebas de su infidelidad me vino a buscar pues quería comprar feromonas. Se la puso esa misma noche después del gimnasio y al regresar a su casa descubrió que su marido se iba, estaba haciendo abandono de hogar. Aun cuando conversaron, y me imagino discutieron, él se fue. Lo interesante del caso es que él regresó a los dos días pidiéndole perdón, sabía que la amaba y no podía perderla. ¿Qué paso? Pues al ponerse la señora las feromonas salieron de su cuerpo el aroma corporal del cual se había enamorado su esposo, y él lo recordó e hizo un viaje en el tiempo y se dio cuenta que su esposa era su verdadero amor.

- Claro, es como cuando huelo un queque y me acuerdo de mi abuelita, inmediatamente la recuerdo tan bondadosa y paciente aun cuando le revolvíamos la casa, comentó Érika sintiendo un poco de melancolía.

- Así es, pero también he descubierto cómo las personas se empoderan, se sienten más seguros, incluso creen que es mágico. Sin embargo, yo les digo que es ciencia y está demostrado científicamente. He tenido clientes que se las llevan incluso para entrevistas de trabajo, pero yo creo que es la actitud de seguridad que proyectan en las entrevistas de trabajo y no sus cualidades mágicas.

- ¿Y las feromonas se pueden mezclar con aceites esenciales?

- Esa es la idea, así repotencias el perfume.

Érika se quedó pensando y se fue a pasear por la tienda. Ella deseaba reconectarse con Dios, sanar su corazón, recuperar su seguridad, era como Carmen, tenía que equilibrar sus chakras base, corazón y corona, iba a hacerse su primer perfume de benjuí, rosas y loto, pero le iba a aumentar feromonas. Se dirigió hacia el taller.

En esos momentos Helene había estado atendiendo a un cliente y estaba extrañada pues no la veía un buen rato a Érika. Cuando se fue la clienta, escuchó ruido en el taller, entró despacio y grande fue su sorpresa al verla preparándose un perfume, sonrió y se retiró.

Capítulo XI

¿Cuál es el verdadero secreto?

- Hay un libro del cual, que después de su éxito de ventas se realizó una película, "El secreto", ¿has escuchado hablar de ese libro?

- Claro, yo lo leí y habla de la ley de la atracción, de cómo ser un imán para atraer las cosas.

- Efectivamente, habla de la ley de la atracción y me alegra que lo hayas leído, ¿lo pusiste en práctica? ¿me puedes contar qué deseabas o deseas atraer?

- Tooooooooodo, contesto Erika casi gritando.

- Y esa es la base del error. Todo se avanza paso a paso, como subir una escalera de peldaño en peldaño, pues al ir colocando tus objetivos o metas, éstas serán la base para el próximo objetivo. Además, te permitirá enfocarte y concentrarte en lo que deseas alcanzar y de esta manera enviar toda la energía hacia ese objetivo.

El gran secreto para atraer es, primero saber qué deseas atraer, desearlo mucho con harta pasión pues todo comienza en el sentimiento. Si nos basamos en la Física Cuántica, ésta nos indica que la materia de las que se componen los átomos es casi inexistente considerándose "vacío". Los espacios entre las partículas de los átomos, y este "valioso vacío cuántico" están conformados de energía. Y son nuestros sentimientos (que son energía) de lo que está compuesto este vacío. O sea, nosotros sólo somos sentimientos, y el gran deleite del maligno es llenarnos de sentimientos negativos, como la tristeza y la depresión, que nos aleja de Dios.

La batalla entre el bien y el mal en el cielo ya está ganada y nosotros sabemos quién la gano - le dijo Helene guiñándole el ojo –, haciendo referencia cuando el Arcángel San Miguel expulsó del paraíso a Luzbel, exclamando con un grito de nobleza y fidelidad ¡¿Quién como Dios?¡ al cual se unieron los demás Ángeles. Pero es en la tierra donde se sigue librando esa batalla para vencer el mal. Debemos comenzar con cuidar nuestros sentimientos pues recuerda, los pensamientos siguen a los sentimientos.

Si tenemos miedos, entonces los pensamientos nos bloquearán el camino diciéndonos "no puedes hacerlo", "eres muy débil para hacerlo" o "no te va a ir bien". Y terminamos siendo infelices pues no pusimos en práctica nuestros sueños, y somos personas frustradas y amargadas.

Pero lo más peligroso es cuando estos pensamientos se forman en entes energéticos, pues le damos forma como nubes negras que envuelven nuestra aura. Seguro lo has sentido al acercarte a saludar a una persona o entrar a una casa; es lo que sentimos al decir, "se siente pesado", no lo vemos, pero lo sentimos.

En fin, a lo que deseaba llegar era que nosotros debemos quitar primero esos sentimientos, pensamientos y nubes negras de nuestro ser.

- ¿Y cómo nos los quitamos si es parte de nuestra vida?, pregunto Érika un poco desesperada pues se sentía que le estaban hablando a ella, era como se sentía.

- Retirándote a la naturaleza donde no existen este tipo de emociones tóxicas y contaminantes, respirar aire puro, llenar tu ser de aromas herbales y florales, bañarte en un río que purifique esos miasmas electromagnéticos y nos haga olvidar las penas del pasado. Los magos siembran laurel, tomillo y menta entre rosas y jazmines en luna llena pero también siembran sentimientos de paz, amor, belleza interior, tolerancia, equidad y todos los sentimientos positivos que los seres humanos necesitamos.

- ¿De verdad existen los magos?

- En la Biblia hablan de los Tres Reyes Magos que vinieron del Oriente para regalarle oro, mirra e incienso al niño Jesús, pero no te confundas, los magos son como los curanderos con mucho conocimiento ancestral y conexión con la naturaleza.

- ¿Y qué pasa si vivimos en la ciudad y no tenemos un espacio como el que me recomiendas?

- ¿Y es que acaso no has aprendido nada? La gran tarea de la Aromaterapia es recordar al ser humano la existencia natural de las plantas y flores; llevarte el aroma de ellas a tu casa o a tu oficina usándolo de manera personal o en el ambiente, sus aromas te purificarán, protegerán y equilibrarán.

- Por eso es que cada planta tiene su tarea.

- Así es, cada planta tiene un compromiso con Dios de sanar al ser humano y nuestro compromiso es de "Santificarnos" o sea de sanarnos.

Una vez que nos hayamos sanado recién podemos decir que estamos equilibrados y armonizados, nos hemos bañado en el río del olvido, quitándonos tristezas, depresiones o iras contenidas y guardadas, y es allí cuando nuestro chakra del tercer ojo, donde está ubicado el discernimiento, nos permitirá ver hacia dónde queremos ir.

Y sólo sabiendo adónde deseamos ir es que podremos dirigir todo nuestro pensamiento hacia ese objetivo, y el pensamiento se convertirá en un hecho real.

Pero recordemos que siempre debemos pedirle estas gracias al Padre, a nuestro Dios, y que envíe a los Ángeles como guías en este camino. Aunque puede pasar que no siempre se cumplen nuestros pedidos, la experiencia me ha enseñado que sólo al mirar atrás me doy cuenta que no era mi momento o no me lo merecía. Así que no reniegues ni te molestes con Dios si algo no sale como tú deseas; déjate llevar por Su Infinita Misericordia y acepta Su Voluntad, recuerda que, si Dios lo quiere, es bueno para ti, si Dios no lo quiere es porque no es bueno para ti.

- Ahora entiendo, el gran secreto es estar en equilibrio y armonía. Dijo casi susurrando Erika, como hablando para sí.

- En la antigüedad se quemaban incienso o mirra para que el humo se fuera al cielo donde estaban los dioses y de esta manera les pedían gracias, como por ejemplo lluvia para sus sembríos, o los videntes en el Oráculo de Delphos se impregnaban del aroma de laurel para entrar en trance profético.

Lo que quiero decirte es que, a través de la historia, los aromas han sido el nexo entre el hombre y la espiritualidad. Nosotros los católicos tenemos nuestra fuente en la Biblia y podemos encontrar muchos pasajes donde Dios, la Virgen o los profetas usaron las plantas y los aromas.

- Recordemos a María Magdalena cuando ungió de perfume de nardo los pies de Jesús o cuando Dios le dio a Moisés la fórmula para hacer el Aceite de la Unción (Casia, Canela, Cálamo, Mirra y Aceite de Oliva) y usarla en ceremonias sagradas. ¿Más ejemplos? En el Salmos 51:7 dice, Purifícame rociándome con hinojo, y seré limpio, purifícame con él y seré más blanco que la nieve. El hinojo hace referencia a la limpieza espiritual, la purificación de fuego del Espíritu Santo pues éste es un aroma fresco y limpio. Incluso en Números habla del Fuego Sagrado que contiene Hinojo y Cedro. Comentó Helene irradiando pasión.

- Pero ¿cómo saber la fuente? O sea, ¿cómo saber cuál planta debemos usar para cada ocasión?, preguntó Érika.

- Lo que te decía, La Biblia puede ser una fuente, otras pueden ser la mitología o las leyendas pues siempre aparece una planta o flor.

Cupido desoyendo a su madre Venus bajó a la tierra y encontró a una hermosa ninfa de la cual se enamoró y comenzó a perseguirla pues deseaba su amor. Ella asustada comenzó a correr pidiéndole a los dioses que Cupido no la alcanzara, y en ese correteo se desgarro sus ropas viéndose parte de su cuerpo desnudo produciendo que se sonrojara, y justo cuando Cupido la iba a alcanzar, los dioses la escucharon y decidieron convertirla en flor. Cupido trato de cogerla, pero las espinas de la planta de la flor se lo impidieron y su sangre roja le dio color a la flor, sus lágrimas le dieron el rocío y su aliento enamorado le dio el aroma. Esta es la historia más romántica que hace de la rosa roja el símbolo del amor.

El mejor consejo que te puedo dar es que te dejes llevar por tu intuición. Ésta te dará la confirmación de que si la información que te dan es la correcta. Hoy en día hay mucha información engañosa que corre por el internet o que es mal utilizada por algunos mal llamados terapeutas o magos para manipular.

- Pero yo encuentro ahora mucha apertura de información esotérica, le dijo Érika.
- Así es, la información se abrió pues estamos en el momento de apertura del corazón, de elevar nuestros estados de conciencia, de ser más espirituales, pues la tierra está enferma.
- Y hay gente que la utiliza para su propio interés.
- Ya estás en camino de entender de que el verdadero objetivo de estos pseudos - terapeutas o magos es el poder.

Inicialmente el poder estaba en la fuerza física, quien gobernaba era el más fuerte de la tribu pues se imponía matando o conquistando tierras. Luego el poder lo tenía quien tenía más dinero, para comprar voluntades. Después el poder paso al conocimiento y hoy lo rige quien tiene la información. Y la tecnología ha permitido que quienes gobiernan el planeta sepan cada uno de nuestros pasos para manipular la información en pro de sus propios intereses.

- ¿Pero cuánto más desean tener los poderosos? Érika le pregunto a Helene casi indignada.

- Esa es una gran pregunta pues en estos tiempos ya no hay límites.

Efectivamente ya no existen límites, pensó Erika. Ella lo veía y lo vivía cada día. La tierra está enferma de tristeza y depresión, del consumismo que dominaba las voluntades de la gente, de frustraciones por no poder ser felices, de la soberbia por demostrar cuánto tenemos y cuánto valemos. Descubrió en ese momento que ella era parte de ese juego, que su vida era manipulable y ya no decidía por ella misma.

Ahora había despertado, se sentía que se había bañado en el río del olvido, había retirado de su mente todo lo malo, sus sentimientos eran otros, se basaban en el amor y quería comenzar a ayudar a otras personas a santificarse, a sanarse. "¿Qué es realmente lo que quiero?", le había preguntado Helene; ella ya lo había pensado anteriormente pero ahora estaba segura, lo sentía desde ese vacío cuántico, sentía que estaba llena de amor incondicional. Se dedicaría al servicio – sí, se sentía parte de la naturaleza y había hecho una sinergia entre los aromas y su ser – y los aromas serían su gran aliado.

Capítulo XII

En el mundo espiritual, no existe el tiempo ni el espacio

Para Erika había sido penoso despedirse de Helene, pero sabía que la seguiría visitando; siempre sería su maestra, quien la había iniciado en su camino Aromaterapéutico. Helene le había dicho al despedirse, "recuerda que en el plano espiritual no existe ni el tiempo ni el espacio, cuando nos volvamos a ver será como si siempre hubiéramos estado juntas, además lo bueno de la tecnología es que seguiremos conectadas", y así Erika regresó a su añorable Lima.

Su primera impresión al llegar a Lima fue que el agua al ducharse tenía olor, el dinero tenía un olor grasoso y pesado, Miraflores tenía olor a humedad, el centro de Lima olía entro otros a humo de los carros. Y su casa olía a familia, su querida Pascuala tenía un olor entre limpieza y comida de casa, y sus papis tenían el mejor de los olores, el amor.

En todo eso estaba pensando cuando su asistente tocó la puerta haciéndola regresar a este momento. Érika había alquilado una oficina para dar sus servicios como Aromaterapeuta y la había decorado con un aire a la tienda de Helene, pero aún no se sentía tan cómoda. Su Maestra le había dicho, "poco a poco el ambiente se llenará de ti y de tus aromas, pero recuerda que es importante escoger con quién va a ser tu trabajar pues compartirán energías".

Así que había tenido mucha atención en cada entrevista hasta que llego Cecilia. Ella era intuitiva y recién comenzaba en la vida, no había malicia en ella, su familia la había educado y formado bien. Y no se equivocó, pues cada día le demostraba su lealtad y fidelidad…… y lo más importante, le gustaba los aromas.

- Erika, ya llegó tu cita, ¿la hago pasar? – le preguntó su asistente Cecilia.

- El tiempo se me fue – dijo Erika viendo la hora - y esta vez sí que Judith se retrasó. Hazla pasar y más bien hazme un favor, llama a Héctor y dile que me voy a demorar media hora.

Érika había retomado su relación con Héctor y ambos estaban pasando por un buen momento incluso habían conversado sobre matrimonio.

- Ahorita lo hago, pero como te vas a ir corriendo a almorzar, te recuerdo que a las 4 pm va a venir Patty para ver lo del lanzamiento del Aromaducto

- Sí, me urge hablar con ella sobre ese tema; es un proyecto que me llena de amor el corazón pues es en homenaje a mi papi quien lo diseñó.

- Será un éxito. Todas las boutiques, spas y oficinas que pedían una solución para ambientar sus ambientes ya la tienen.

- Así es, haz pasar por favor a Judith … y no te olvides de llamar a Héctor.

Adenda

EXTRACTO DEL SEMINARIO "ELABORACIÓN DE COSMÉTICA VEGETAL USANDO ACEITES ESENCIALES (AROMATERAPIA) PARA LIMPIAR EL AURA Y EQUILIBRAR LOS CHAKRAS APLICADA AL REIKI (SANACIÓN ENERGÉTICA)"

La vibración energética de los aceites esenciales nos puede ayudar a limpiar el aura, equilibrar / armonizar los chakras y protegernos de energías densas influye en nuestra salud y bienestar integral.

Iniciaremos haciendo una pequeña introducción sobre la anatomía energética para contar con la base para la segunda parte donde elaboraremos productos cosméticos para equilibrar y armonizar a las personas y, para limpiar y armonizar los ambientes.

Por supuesto que estos productos los van a poder aplicar a cualquier técnica de sanación energética que ustedes conozcan, yo he nombrado al Reiki, pero podría ser para sanación pránica, reconexión, luz dorada u otras cosmovisiones que usan la energética como el ayurveda o la china.

Vamos a hablar entonces sobre la anatomía energética, bueno, como les comentaba, al margen de la técnica energética que ustedes manejen, que puede ser la ayurvédica, la andina o la china - porque cada cosmovisión tiene su propio enfoque en la anatomía energética - al final encontraremos que cada ser cuenta tanto con centros energéticos como con un campo energético. ¿Por qué nombré en el título del seminario al Reiki? porque el Reiki es la técnica de sanación energética más conocido.

¿En qué consiste la anatomía energética? nosotros tenemos paralela a nuestra columna vertebral, una línea que conecta desde el cosmos a través de la coronilla y de la madre tierra a través del chakra base. Se dice que la energía o la cantidad energética que recibimos del cosmos es casi como 7 a 1 con referencia al de la tierra, o sea nosotros nos alimentamos de ambos, tanto de la divinidad como de la madre tierra, esta alimentación energética la llamaremos energía vital.

Aunque realmente, nosotros tenemos 2 tipos de alimentación energética, además de la energía vital, la energía física, que se basa en nuestra alimentación diaria

¿Por qué les digo esto? Les pongo un ejemplo, una persona se intoxicó por alguna ingesta y termina en el hospital - entonces la paciente está débil porque solamente se alimenta físicamente del suero, por lo que su cantidad de energía ha disminuido. Aunque está captando energía vital muy por el contrario pasa con su energía física, diríamos como que en vez de recibir un 100% de energía a la cual está acostumbrada, recibe entre un 60 - 80 por ciento de su alimentación de energía total. Entonces – inconscientemente – de la primera persona que llegue a visitarla quien esta con su nivel energético normal, el paciente podrá "chupársela" y esta acción es lo que se llama vampiros energéticos. La paciente no lo estará haciendo a propósito, sino que lo está haciendo porque definitivamente su cuerpo necesita energía porque no está bien balanceada su energía. Pero, de hecho, si existen personas que manejan el arte de robar energía y lo hacen a propósito.

Entonces en ese eje paralela a nuestra columna vertebral - lo que llaman también como kundalini - se van a ubicar siete centros energéticos - que son los más conocidos -, los llamados Chakras (ruedas) para los ayurvedicos y ñahuis (ojos) para los andinos, durante el curso me voy a referir como Chakras porque es el término que más se conoce.

Hablemos ahora de la burbuja energética, es lo que se denomina en el ayurveda como aura - es donde nosotros estamos envueltos - y que a la vez nos sirve de protección energética, se dice que su tamaño tiene el diámetro hasta donde llegan nuestros brazos abiertos. Nosotros nos vamos comunicando o conectando con las otras personas por medio de lazos energéticos que vamos creando a medida que la relación se hace más estrecha.

Existe un lazo energético especial entre las parejas, por eso cuando terminamos una relación lo primero que hay que hacer - si realmente queremos dar por terminado esa relación - es cortarlo porque a veces uno puede seguir unido, aunque el otro ya haya creado otro lazo energético amoroso con otra pareja.

La energía debe fluir y cuando esto no pasa, entonces ésta se convierte en energía pesada. Como dicen los chinos cuando el agua del rio no fluye, ésta se estanca y si se estanca entonces comienza a apestar. No me gusta referirme a la energía densa o pesada como energía negativa porque si yo hablaría de energía negativa tendría que aceptar que Dios nos creó como seres negativos y yo estoy convencida que Dios en su infinita Misericordiosa nos hizo seres de luz. Todos tenemos experiencias penosas, yo también las he vivido, pero acepto Su Voluntad, aunque muchas veces no pueda entenderla, dejar en Su Yugo mi dolor y así encontrar consuelo. Yo busco ser mejor persona cada día, elevar mi consciencia y las pruebas que tenga que enfrentarme no significa convertirme en una persona negativa.

Entonces, dentro de esta burbuja energético donde yo les comentaba que tenemos la columna vertebral, vamos a encontrar siete Chakras y éstos son, el chakra corona, el tercer ojo, la garganta, corazón, plexo, sacro y base. El chakra corona es la conexión que tenemos con el universo. El chakra base es donde termina la columna vertebral y es la conexión con la tierra. El tercer ojo, la garganta, el corazón, el plexo y el sacro podemos conocer su ubicación por sus nombres.

La cosmovisión andina divide al universo en tres mundos; el mundo de la divinidad (Hananpacha), el mundo terrenal (Kaypacha) y el mundo interno (Uhucpacha). El Uhupacha se considera a nuestro yo interno o también al mundo está debajo de la tierra - no lo confundan con un mundo de los espíritus o de los muertos- donde están las raíces, nacen los tubérculos o están los animales que viven bajo tierra.

Es interesante la analogía que hacen los andinos con los centros energéticos ubicando en el hananpacha - que es el mundo de la divinidad - a los tres Chakras superiores (coronilla, garganta y el tercer ojo). El kaypacha estarían ubicado el chakra corazón. Y en el Uhupacha estarían los Chakras plexo, sacro y base.

Los centros energéticos o llamados Chakras son puntos de conexión que van a unir el cuerpo físico con la burbuja energética. Y son estos Chakras que tendrán una relación directa con nuestro subconsciente donde se van a ir ubicando nuestras experiencias tristes y dolorosas ocasionando que nosotros reaccionemos o nos comportemos de maneras insólitas a veces sin nosotros mismos entendernos, y esto se debe a que el subconsciente no tiene tiempo ni espacio. Pero al comenzar a ser conscientes de nuestras acciones y retirar esos discos rallados, entonces nos veremos cómo realmente somos, seres espirituales.

Nosotros podemos crear energía pesada cuando seguimos reteniendo un dolor del pasado, una situación que viví hace muchos años y no suelto.

Fíjense este caso. Una señora llego a consulta renegando de su actual esposo porque vive comparándolo con su primer esposo que tenía una mejor situación económica y la llenaba de engreimientos económicos. Le pregunté, ¿por qué entonces te separaste de tu primer esposo? Porque me pegaba, me humillaba y me prohibía estar con mi familia. Entonces, ¿deseas regresar a esa relación? Mira para delante, le dije, valora la nueva oportunidad o te convertirás en estatua de sal.

Este caso lo he visto varias veces en consulta, las personas tienen frente suyo su tierra prometida con nuevas oportunidades y gente que las quiere bien, pero tienen en su mente que su pasado fue mejor olvidándose por lo que vivieron. Y, aun así, cuando tengamos los más lindos recuerdos, no deberíamos vivir del pasado porque entonces no podríamos ni vivir el presente y darle la bienvenida al futuro. Es como cuenta en la Biblia, cuando a Lot y su esposa Sara le dan la oportunidad de irse de Sodoma y Gomorra y Dios les dice miren todo el prado que tiene para adelante y la tierra fértil, vayan y conquístenla sin mirar atrás y Sara, ¿qué hizo? Volteo a mirar atrás y se convirtió en sal.

Miren para adelante y vean todo toda la prosperidad y la tierra fértil que les están dando la Providencia. Cuando vivimos del pasado reteniendo energía entonces estamos creando energía pesada o densa, ocasionando como una sombra alrededor de nuestra burbuja energética.

De que existen personas de energía densa, por supuesto, a mí me ha tocado conocer varias, ¿ustedes también? Personas llenas de envidia que no son felices y que no quieren que las otras personas sean felices. Y si nuestro campo energético está debilitado, entonces pueden afectarnos incluso manipularnos hasta dejarnos sin voluntad propia o sin descernimiento. Hay un libro incluso está en película que se llama Las Siete Revelaciones, se las recomiendo y lo pueden ver fácilmente por internet ahora en YouTube, donde ustedes van a ver las diferentes maneras de cómo las otras personas pueden chupan la energía o nos pueden apabullar.

Fíjense que existen otras maneras de crear energía pesada, por ejemplo, cuando no compartimos el conocimiento o la abundancia, todo lo quiero para mí, y esta es una manera de contraer energía, quiero todo el poder, el egoísmo o la avaricia, o porque no me creo digno de ser amado ni ser próspero por alguna situación que tuve en el pasado, tal vez por falta de autoestima o de seguridad. Y esto nace porque no nos amamos lo suficiente y, ¿saben? hay que perdonarnos primero por ese maltrato hacia nosotros para comenzar a amarnos.

No sientas miedo, porque el miedo es el antónimo de la fe. No alimentemos el miedo porque estaríamos dándole poder al otro lado, porque nosotros no podemos trabajar con los dos lados o estamos con el lado del bien - de Dios - o el otro lado, ustedes decidan. En ti esta decidir si quieren tener al Dios de la fe o al dios del miedo.

Cuando empezó el aislamiento social y todos tuvimos que optar de la noche a la mañana por usar las computadoras con nuevos softwares, ya sea para comunicarnos, estudiar o por trabajo, hubo muchos que se negaban a enfrentarse a estas nuevas experiencias e ingresar al mundo digital. Esta es una manera de crear energía densa pero no solamente a nivel personal sino también en casa, por eso es que ha habido y continúan discutiendo muchas familias por estar encerrados y sin dejar fluir la energía ocasionando que esa energía pesada. Uno se la contagia a la esposa, a los hijos y al final toda la familia termina malhumorada, fastidiada o peleada.

Emociones como la avaricia, el egoísmo o la soberbia crea energía pesada ocasionando un impacto directo sobre mi campo áurico que con el tiempo puede terminar somatizando enfermedades.

Es importante la vibración energética de cada uno porque esa misma calidad de energía vamos a atraer. Por supuesto que esta va cambiando con la madurez o situaciones vividas. Por ejemplo, cuando yo era más joven disfrutaba ir a bailar a alguna discoteca todos los fines de semana pudiendo llegar a mi casa de madrugada totalmente feliz. En ese momento para mi esta era energía fina. Pero hoy, realmente me fastidia la bulla o el olor del cigarro, y mucho menos decir de que no llegaría hasta tan de madrugada, hoy ésta sería energía pesada. Como ven, todo va cambiando y más si elevamos nuestra vibración energética como es en mi caso.

No creo en las experiencias malas porque ésta es un aprendizaje de lo que no debemos hacer en el futuro y nuestro poder se basa en ese cúmulo de experiencias, así que bienvenida a todas las experiencias que hemos tenido, buenas y malas, aquí estamos y tenemos que estar bien parados como un árbol erguido y fuerte, para seguir adelante. Aunque también pueden influir en nuestras vivencias el ADN genético familiar. Recuerdo una vez que una joven recién casada llego a atenderse porque no quería repetir la misma historia de las mujeres de su familia, el divorcio. Le pregunté, ¿recién te casas y ya estás pensando en el divorcio? Eso es una programación subconsciente y éste no acepta bromas, pues estos pensamientos se quedan grabados.

Pero si conozco situaciones generacionales repetitivas, pero también hay cura y una de ellas es mandando a hacer misas hasta por siete generaciones anteriores para reparar. Aunque también están las Constelaciones Familiares o Sanación del Árbol Genealógico.

Hablemos un poco de los filamentos energéticos pues éstos nos van uniendo tanto con otras como también con todo lo que nos rodea. A veces me consultan cómo ingresar a una nueva casa o a un nuevo trabajo y mi recomendación es llegar con tu caja de cosas personales, saludarlo, conectarte y comenzar a hacer ese espacio parte de ti, y es muy importante el contenido de esa primera caja al ir sacando las cosas e ir colocándolas.

De igual manera va a suceder cuando nosotros empecemos a elaborar perfumes, por supuesto que también vamos a crear filamentos energéticos con cada uno de los perfumes que vamos a crear pues el espíritu de las plantas y los aceites esenciales se unirá a nuestro espíritu por medio de nuestro soplo o aliento convirtiéndose en un portal hacia la divinidad quien luego se manifestará ante nuestro pedido de curación, sanación o intención. Por eso que un perfume energético no tiene precio porque todo se mueve por el amor.

A continuación, vamos a revisar rápidamente las características principales de cada centro energético o chakra.

El chakra base que es el más pegado a la tierra y es nuestra conexión terrenal. Nos afecta - o sería más apropiado decir que, comienza a girar más lento o está en déficit - cuando tenemos una situación de pérdida ya sea de trabajo, económica, de algún familiar o rompimiento de una relación amorosa. Entonces es como si se rompiera nuestra relación con tierra porque éste es nuestro piso, es nuestra raíz, se siente como un terremoto no puedes encontrar estabilidad. Es por esta razón que los arboles nos pueden ayudar y mientras más raíces tengan, mejor. Aunque también están en déficit de este chakra, quienes siempre están perdiendo trabajo o están de relación en relación.

El chakra sacro es donde está la sensualidad y la sexualidad, y aquí encontramos a los líderes o vendedores porque de por sí su sensualidad social es su don.

En el chakra plexo es donde está toda nuestra capacidad para adaptarnos y transformarnos. Las personas sensibles pueden verlos afectados ante emociones somatizándose con dolores de estómago o diarreas. Es por eso que a veces inconscientemente cruzamos los brazos para cubrirnos el plexo y no sea afectado.

El chakra corazón es el que da y recibe amor.

El chakra garganta se afecta cuando callamos y no decimos las cosas.

El Chakra del tercer ojo es donde el discernimiento y cuando está afectado, no sé si irá a la derecha o hacia la izquierda, si me están diciendo la verdad.

El chakra de la corona es nuestra conexión con Dios. Aunque aquí también están ubicadas las personas muy inteligentes, videntes o telepáticas.

Yo me sorprendo cuando trato de ubicar los aceites esenciales para cada chakra porque no sé si les ha pasado que de pronto encuentran que una página web indica que el eucalipto se usa para el chakra sacro y esta información se repite en varias páginas webs, blog y videos YouTube. Y me pregunto, ¿de dónde sacaron esta información? ¿Cómo los miden? Ante tanta investigación pude encontrar la radiestesia que consiste en medir la energía con un péndulo. Existen tablas de vibración energéticas para medir y encontrar una asociación entre los Chakras y los Aceites Esenciales. En el Instituto de Aromaterapia elaboramos una tabla medida en ohms donde primero ubicamos la medición de cada chakra para encontrar el aceite esencial adecuado en la misma medida para equilibrar el chakra que este en déficit o exceso. Es importante a la hora de aplicar un aceite esencial para un chakra que, éste puede ser de la misma vibración energética o mayor. Por ejemplo, si deseas equilibrar el chakra corazón que tiene de 5500 a 8.500 ohms, entonces podrías usar aceite esencial de rosas que puede medir 6,000 ohms, pero no podrías usar un aceite Esencial de Benjuí que puede medir 2,000 ohms porque no va a vibrar con mi corazón y lo que yo quiero equilibrar y armonizar mi corazón. Entonces su primera tarea sería comenzar a medir la vibración energética de sus aceites esenciales. Aunque siempre les digo a los alumnos que no se queden solo con la información que les brindo, que sigan investigando.

Otro tema importante es saber cuáles son los aceites esenciales purificadores porque nosotros vamos a trabajar dentro de la cosmética áurica con tres tipos de aceites esenciales:

Los aceites esenciales purificadores - que son de limpieza o despojo – y aquí están los aceites esenciales antibacteriales porque, así como mata las bacterias físicas también sirve para retirar las miasma o bacterias energéticas. Podemos usar los aceites esenciales de alcanfor, tea tree, limón, ajo u orégano. Recuerden que, en todo trabajo energético, primero debemos purificar para luego proteger el campo áurico y finalmente armonizar los Chakras. Miren, hay que saber entender a la energía, si no limpian primero su campo áurico y se mandan de frente a un baño de florecimiento, entonces pueden prosperar tanto lo bueno como lo malo.

Loa aceites esenciales de protección son todos los herbales como albahaca, laurel, ruda, romero, teatree o salvia y también el limón, verbena o lemongrass. En el caso de los niños hasta los 10 años pueden usar tanto para purificación como protección, solo lavanda.

Por supuesto que pueden complementar en la preparación de sus baños o perfumes energéticos, cuarzos, oraciones o sonidos de los cuencos tibetanos, lo importante es que uno vibre con cada técnica.

Muchas veces yo he complementado las leyendas o la historia de los aceites esenciales para identificar sus propiedades o beneficios energéticos como es el caso del laurel. Siempre tengo la imagen del ingreso del Julio Cesar a Roma y un general que le sostenía su corona de laurel sobre la cabeza mientras el pueblo lo aplaudía. O cuando ingreso Jesús ese Domingo de Ramos a Jerusalén y la gente lo recibía con olivo y laurel. Es por esta razón que cuando me consultan que aceite esencial es el más adecuado para que en el trabajo le tengan más consideración o quienes buscan la fama, entonces usen el laurel e incluso prepararse una corona de laurel.

Pero algo que si descubrí cuando comencé a destilar fue el aroma del romero como se impregna allí entendí por qué se le considera un macho alfa. Fíjense, ya cuando destilas el romero sientes su presencia, su personalidad imponente incluso de opacar otros aromas, pero fue más mi sorpresa en las siguientes destilaciones con otras plantas donde aún seguía presente su aroma aun cuando se le había lavado. Y así es su espíritu, no permite la presencia de otras plantas o energías densas alrededor de él por eso cuando deseen cortar lazos energéticos o retirar energías densas usen romero.

Antes de continuar quisiera complementar el tema de los vampiros energéticos, cómo es que podemos protegernos de esas personas o cómo reconocerlos. A veces sin darte cuenta les das permiso a que ingresen a tu campo energético y muchas veces son aquellos que están a tu lado permitiéndoles que te puedan manipular. Fíjense este caso, llego una joven contándome de una amiga que le decía reiterativamente que no era bonita y siempre la humillaba delante de otras personas, incluso una vez le dijo "allí llega el camión de la basura, escóndete, porque te pueden llevar". Yo le pregunté por qué seguía con ella y me respondió que, era la única amiga que tenía y la quería muchos. Le dije, tu amiga es una persona toxica y es ella la insegura portándose así para empoderarse, y ella me contestó, que si era consciente pero igual iba a continuar siendo amiga de ella.

Puede pasar también que te reúnes con un amigo para contarte sus problemas, al terminar de conversar, te sientes con dolor de cabeza, cansada o irritada. A veces es necesario salir con un escudo protector ya sea si vas a visitar a un enfermo, alguien recién separada de su esposo o a la reunión donde va a estar presente.

Pasamos entonces a la Elaborar de Productos Cosméticos Vegetales Áuricos.

SALES DE BAÑO PARA PURIFICACIÓN

https://youtu.be/CQaS7oCASjw

INGREDIENTES

Fase A

200 grs sales marinas gruesas o finas

100 grs Sales Epson

5 grs aceite vegetal de pepitas de uva, almendras o jojoba

60 grs. De avena en polvo (opcional)

Fase B

5 grs Aceites Esenciales

PREPARACION

En un bol colocar todos los insumos de la Fase A, mezclar. Luego agregar los Aceites Esenciales

Aromas y Plantas de Purificación: Muña, Alcanfor, Tea Tree, Limón, Ajo, Cebolla, Cúrcuma, Orégano, Salvia

GEL DE BAÑO DE PROTECCION

https://youtu.be/Zjs0ViV-O_Y

INGREDIENTES

100 grs. Agua Floral o Agua destilada

2 grs. De Goma Xantana

10 grs de glicerina vegetal liquida

1.5 grs Aceites Esenciales

PREPARACION

En un envase que soporte el calor coloque al agua destilada hasta que llegue a los 40°C, agregar la goma xantana, mezclar. Dejar reposar por 5 a 10 minutos. Agregar la glicerina vegetal y los aceites esenciales. Mezclar.

Aromas y Plantas de Protección: Pino, Albahaca, Limón, Ruda, Tea Tree, Molle, citronella, enebro, huacatay, laurel, lavanda (más suave), lemongrass, romero, mejorana, menta, orégano, salvia, té verde, tomillo

PERFUME DE PROTECCION AURICA

https://youtu.be/TRpfeXrW3ik

INGREDIENTES

4ml Aceites Esenciales

28ml alcohol de perfumería

68 ml macerado etanólico de plantas de protección

PREPARACION

Mezclar los aceites esenciales con el alcohol. Agregar el macerado etanólico.

Aromas y Plantas de Protección: Pino, Albahaca, Limón, Ruda, Tea Tree, Molle, citronella, enebro, huacatay, laurel, lavanda (más suave), lemongrass, romero, mejorana, menta, orégano, salvia, té verde, tomillo

SPRAY PARA LIMPIAR EL AURA

https://youtu.be/wG4AuWw57sw

INGREDIENTES

40 gotas Aceites Esenciales

20ml alcohol para perfumería

250ml agua para perfumería

PREPARACION

Mezclar los aceites esenciales con el alcohol. Agregar el agua destilada.

Aromas y Plantas de Purificación: Muña, Alcanfor, Tea Tree, Limón, Ajo, Cebolla, Cúrcuma, Orégano, Salvia

ROCIOS AURICOS PARA BALANCEAR CHAKRAS

https://youtu.be/qmRN5M4-VNI

INGREDIENTES

3 ml Aceites Esenciales

17ml alcohol para perfumería

80ml macerado etanólico (elaborado con plantas de acuerdo al chakra)

Colorantes

PREPARACION

Mezclar los aceites esenciales con el alcohol. Agregar el macerado etanólico.

JABÓN DE ACTIVACIÓN PARA CHAKRAS

https://www.youtube.com/watch?v=xqBxL9h7ijw

INGREDIENTES

1 kg. Jabon en barra de glicerina moldeable

50 grs Aceite vegetal Infusionado

15 grs Aceite esencial

Colorante (opcional)

Molde

PREPARACION

Cortar la barra de glicerina en cuadrados pequeños y llevar a calentar hasta que se deshaga. Agregar los ingredientes adicionales. Moldear. Dejar secar. Cortar.

BIFÁSICOS PARA ARMONIZAR CHAKRAS

https://youtu.be/LphYpKHomkI

INGREDIENTES

Fase a

100 grs. Aceite vegetal Infusionado

5 grs. Aceites esenciales

Colorantes liposolubles

Fase b

100 ml Rocíos áuricos

Colorantes hidrosolubles

PREPARACION

En un frasco colocar 50% de la fase A y el 50% de la fase B

SPLASH AMBIENTAL PARA LIMPIAR AMBIENTES.

https://youtu.be/qYFQ0mwpugQ

INGREDIENTES

40 gotas Aceites Esenciales

20ml alcohol para perfumería

250ml agua para perfumería o agua floral

PREPARACION

Mezclar los aceites esenciales con el alcohol. Agregar el agua destilada.

Aromas y Plantas de Purificación: Muña, Alcanfor, Tea Tree, Limón, Ajo, Cebolla, Cúrcuma, Orégano, Salvia

DIFUSOR PARA ARMONIZAR EL AMBIENTE

https://www.youtube.com/watch?v=pvs0_7cK HEk&list=PLdYlmWIgSWo2oo1Xz_LLTbNH QlIYzRYko&index=15&t=0s

CLARIDAD DE ESPÍRITU

Menta 3

Incienso 3

Pomelo 4

CONFIANZA EN SI MISMO

Pomelo 6

Albahaca 1.2

Mandarina 3

ALEGRÍA DE VIVIR

Bergamota 6

Albahaca 2

Pomelo 2

MEDITACIÓN

Incienso 3

Cedro 0.5

Naranja 5.5

Pachuli 1

ESTIMULANTE

Citronela 2.5

Geranio 5

Eucalipto 2.5

RELAJANTE

Petit grain 1

Naranja 4.9

Mandarina 3.9

Mejorana 0.6

AFRODISIACO

Jengibre 1

Ylang ylang 1

Pachuli 3

Naranja 5

Apéndice

Agradecimientos, 3

Capítulo I

Cuando el Jazmín calma la ansiedad, 5

Capítulo II

Calmando los malos entendidos con Gardenia, 8

Capítulo III

.. Y el Tulipán cuando quieras sentirte dueña del mundo, 12

Capítulo IV

Aceite de Argán, el oro líquido de Marruecos, 18

Capítulo V

El encuentro con la Maestra, 25

Capítulo VI

Alcanfor y Eucalipto: Purificadores del Campo Energético, 30

Capítulo VII

Per-fumum: Aroma a través del humo, 34

Capítulo VIII

Protegiendo nuestro campo áurico con Laurel, 42

Capítulo IX

La Dama de los Aromas, 52

La Dama de los Aromas
Mi Camino Iniciático a la Aromaterapia.

Capítulo X

Equilibrando los Chakras, 57

Capítulo XI

¿Cuál es el verdadero secreto?, 68

Capítulo XII

En el mundo espiritual, no existe el tiempo ni la distancia, 76

Adenda

Extracto Del Seminario "Elaboración De Cosmética Vegetal Usando Aceites Esenciales (Aromaterapia) Para Limpiar El Aura Y Equilibrar Los Chakras Aplicada Al Reiki (Sanación Energética)", 78

PAMELA RUIZ

Bachiller en Ingeniería Industrial (Universidad de Lima, Perú), Master en Business Administration MBA (Universidad de Piura, Perú), Master en Aromaterapia (Universidad Europea Miguel de Cervantes, España), Diplomada en Medicina Alternativa y Natural (Universidad Wiener, Perú). Perfumista Artesanal (Estudios en España, Francia y Argentina).

En el año 2006 apertura la Aromatienda Esencias & Aromas con el objetivo inicial de comercializar productos de aromaterapia, luego de haber estado viviendo varios años en Europa donde tuvo su primer contacto con la perfumería y luego con la Aromaterapia. Ante el poco conocimiento que existía en Lima en esa época, decide realizar charlas sobre Aromaterapia, las que, con el tiempo ante la misma solicitud de sus alumnos, se convierten a Cursos en PsicoAromaterapia Holística. En el año 2007, apertura el Instituto de Aromaterapia para que sus alumnos pudieran ingresar a este conocimiento ancestral de una manera formal.

Pamela Ruiz, es conocida como "La Dama de los Aromas" por su gran pasión y amor por la Aromaterapia y Perfumería, así como por ser la "Pionera de la Aromaterapia en el Perú". También es miembro de la Sociedad Peruana de Medicina Alternativa y Complementaria (SPEMAC)

Actualmente **Pamela Ruiz** es quien formula y desarrolla la línea de Esencias & Aromas, asesora empresas en Marketing Olfativo, crea perfumes aromaterapéuticos personalizados (a la medida) y es profesora

principal del Master en Aromaterapia.

Instituto de Aromaterapia
Calle San Martín 432 Ofic. 203 Miraflores. Lima. Perú
WhastApp +51 967954054
Email: informes@institutodearomaterapia.org
Web: www.institutodearomaterapia.org

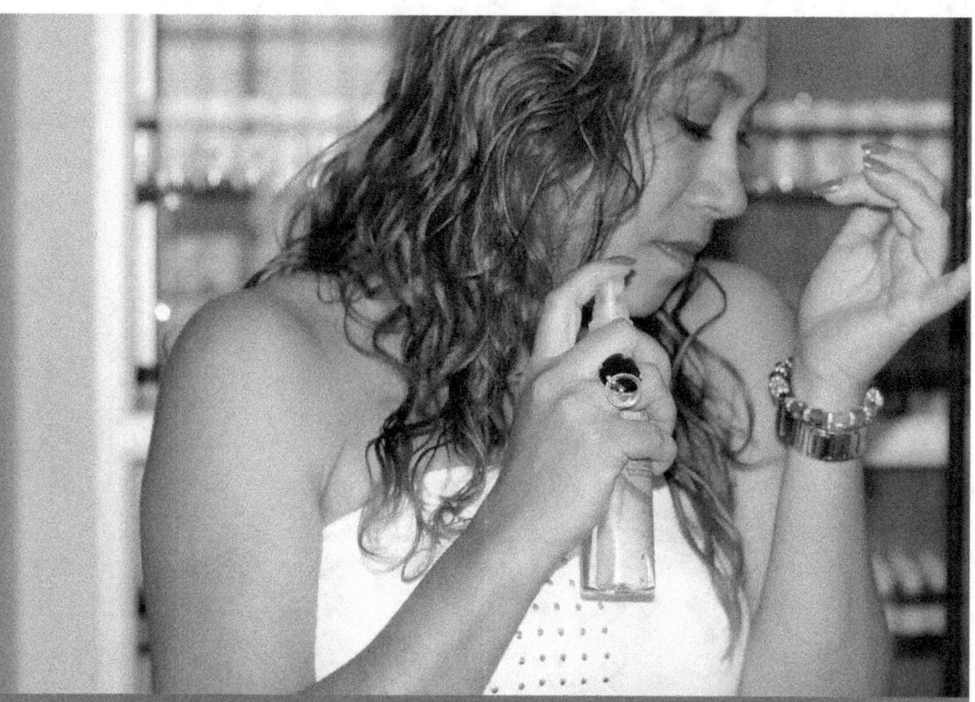

La Dama de los Aromas es la primera novela escrita por la reconocida Aromaterapeuta Pamela Ruiz donde con romanticismo y mística nos introduce al mundo de la Aromaterapia.

Érika sufre de improviso un dolor en el pecho a causa de unos cálculos en la vesícula descubriendo que le calma oler un perfume de jazmín que tiene en su tocador. A raíz de este suceso comieza a investigar la conexión entre las Emociones y la Aromaterapia, una terapia que cura y sana a través de los aromas, y que sus practicantes indican cómo la Aromaterapia puede dar Luz, Alegria y Paz en la vida. Tras una decepción amorosa decide aceptar la invitación de una amiga para viajar a Casablanca (Marruecos). Y es en esta ciudad que conoce a Helene Deschamps, una terapeuta holística francesa, que se dedica a tratar con Aromaterapia, creando esencias y perfumes personalizados a sus pacientes. Érika se convertirá en pupila de Helene, aprendiendo la importancia de la espiritualidad, el equilibrio energético y el "vacío" sentimental usando la Aromaterapia. Hasta que una tarde siente una conexión espiritual con las plantas y los aromas, convirtiéndose asi, en La Dama de los Aromas.

Pamela Ruiz nació en Trujillo (Perú). Cuenta con grados académicos en Ingeniería Industrial y Administración de Empresas, Diplomado en Terapias Alternativas, Aromaterapia y Fitoterapia. Es Directora Fundadora de la Aromatienda Esencias & Aromas y el Instituto de Aromaterapia.